全国医药职业教育药学类专业特色教材

（供药学类、食品药品类及相关专业用）

中药分离与纯化技术实训

主　审　李思平

主　编　朱仝飞　李　萍

副主编　闫志慧　张荣发

编　者　（以姓氏笔画为序）

朱小庆（重庆医药高等专科学校）

朱仝飞（重庆医药高等专科学校）

闫志慧（重庆医药高等专科学校）

李　萍（重庆医药高等专科学校）

张荣发（重庆医药高等专科学校）

胡　荣（重庆医药高等专科学校）

穆祯强（重庆医药高等专科学校）

中国健康传媒集团

中国医药科技出版社

内容提要

本教材是"全国医药职业教育药学类专业特色教材"之一。本实训教材以中药分离与纯化技术为主要内容，包括中药分离与纯化技术常用方法及仪器设备使用、中药分离与纯化技术实训实例、实训报告三部分。在实训中，重点是要加强对学生基本操作技能的训练。中药分离与纯化技术实训要求学生掌握常用的经典提取、分离方法的原理及操作，其中包括溶剂提取法（浸渍法、煎煮法、回流提取法等）、两相溶剂萃取法、沉淀法、重结晶法、盐析法等；掌握纸色谱、薄层色谱等色谱法的基本原理和操作；要求学生掌握中药成分的定性鉴别反应。

本教材适用于高职高专药学类、食品药品类及相关专业使用。

图书在版编目（CIP）数据

中药分离与纯化技术实训/朱仝飞，李萍主编.北京：中国医药科技出版社，2018.9（2024.8重印）

全国医药职业教育药学类专业特色教材

ISBN 978-7-5214-0463-0

Ⅰ.①中… Ⅱ.①朱… ②李… Ⅲ.①中药化学成分—分离—高等职业教育—教材 ②中药化学成分—提纯—高等职业教育—教材 Ⅳ.①R284.2

中国版本图书馆CIP数据核字（2018）第215553号

美术编辑 陈君杞
版式设计 张 璐

出版 **中国健康传媒集团** | 中国医药科技出版社
地址 北京市海淀区文慧园北路甲 22 号
邮编 100082
电话 发行：010-62227427 邮购：010-62236938
网址 www.cmstp.com
规格 787×1092mm $\frac{1}{16}$
印张 6 $\frac{1}{4}$
字数 100 千字
版次 2018 年 9 月第 1 版
印次 2024 年 8 月第 3 次印刷
印刷 大厂回族自治县彩虹印刷有限公司
经销 全国各地新华书店
书号 ISBN 978-7-5214-0463-0
定价 **18.00 元**

获取新书信息、投稿、为图书纠错，请扫码联系我们。

前　言

　　本教材是由重庆医药高等专科学校组织编写的高职高专药学类专业特色实训教材，是根据高职高专药学类专业的培养目标及新时期对高等药学应用型人才的要求编写而成。在编写过程中，遵循高职高专"以就业为导向、能力为本位、学生为主体"的指导思想，注重培养学生的基本操作技能，以适应我国的高职高专教育改革和发展的需要。

　　中药分离与纯化技术实训是中药化学、天然药物化学等课程的重要组成部分。在整个教学过程中，实训课占总学时数的二分之一。实训教学中突出相关课程理论知识的应用与动手能力的培养，使学生对理论知识的理解更加深入，掌握得更加牢固。通过实验，训练学生的基本操作技能，培养学生分析问题和解决问题的能力，使学生获得从事中药分离与纯化技术科研工作的基本工作能力。

　　在实训中，重点是要加强对学生基本操作技能的训练，中药分离与纯化技术实训要求学生掌握常用的经典提取、分离方法的原理及操作，其中包括溶剂提取法（浸渍法、煎煮法、回流提取法等），两相溶剂萃取法，沉淀法，重结晶法，盐析法等；掌握纸色谱、薄层色谱等色谱法的基本原理和操作；要求学生掌握中药成分的定性鉴别反应。

　　本教材由主编朱仝飞、李萍审核、修改和统稿，李思平(重庆华邦制药有限公司)主审。第一部分由闫志慧编写；第二部分实训一、二、三、五由朱仝飞编写，实训四、六、七由李萍编写，实训八由朱小庆编写，实训九由张荣发编写，实训十由穆祯强编写，实训十一由胡荣编写；第三部分及附录由李萍和朱仝飞共同编写。

本教材适用于高职高专中药学、药物制剂技术、中药制药技术等专业使用。

为了使本教材体现高职高专药品类专业的实训特色，我们做了不懈的努力，但鉴于学术水平和编写能力有限，难免有不当和错漏之处，敬请读者予以指正。

编　者

2024年7月

目　录

中药分离与纯化技术实训须知

在中药分离与纯化技术实训中，所用的药物多数是挥发性、易燃、有毒，有腐蚀性、刺激性，甚至易爆炸的药物；实验操作又常在加温加压等情况下进行，需要各种热源、电器或其他仪器；操作不慎易造成火灾、爆炸、中毒、触电等事故。为尽可能避免安全事故的发生，彻底消除安全隐患，保证实验时师生的人身安全，特制定本实训须知。

一、实训规则

（1）实训前认真预习，明确实训目的，了解实训的方法、步骤和基本原理。

（2）实训过程中要正确操作，仔细观察，认真记录和深入思考。

（3）严格遵守实训室各项制度，注意安全，爱护仪器，节约药品，保持实训室的秩序。

（4）遵从教师指导。实训完毕，应把实训桌整理干净。根据实训记录，认真处理数据，分析问题，写出实训报告按时呈交指导老师。并需提交实训所得产品（标明产品名称、重量、实训组号及日期）。

二、实训室一般安全规则

（1）实训前应做好预习工作，熟悉每步具体操作中的安全注意事项。并须熟悉实训室及其周围的环境和水的开关、电闸及灭火器的位置。

（2）使用电器设备及各种分析仪器时，要弄清电路及操作规程，不要用湿的手、物接触电插头，谨防触电，水浴锅严禁干烧。实训后，应把连接电源的插头拔下。

（3）实训完毕后，应清点好仪器，检查水、电源、煤气是否关严。值日生和最后离开实训室的工作人员都应负责再检查一遍，并把水和煤气的总开关关闭，关闭电闸。

三、易燃、腐蚀性和有毒药品或溶剂的使用规则

（1）有机溶剂（如乙醚、乙醇、苯、丙酮等）易燃，使用时要远离火源，用后要

盖紧瓶塞，置于阴凉处。进行煎煮提取、回流提取或加热蒸馏回收溶剂等操作时，必须在水浴上进行，切不可用直火加热。

（2）回收溶剂时，应在加热前投入1~2粒沸石，每添加一次溶剂，应重新添加沸石，加热中途不得加入沸石，严防溶液发生爆沸或因恒沸而发生爆炸。若为有毒易燃有机溶剂的回收（如苯、三氯甲烷），应将排气管导出室外或插入下水道。

（3）强酸、强碱（如硫酸、盐酸，氢氧化钠等）具强腐蚀性，勿洒在皮肤或衣物上，以免造成化学灼伤；强酸烟雾刺激呼吸道，使用时应加倍小心。

（4）绝不允许各种化学药品任意混合，也切勿把任何试剂或溶剂倒回储瓶，以免发生意外事故。残渣废物丢入废物缸内，用过的易燃有机溶剂不得倒入下水道，否则有燃烧爆炸的危险。

四、实训室灭火常识

实训室一旦发生火灾，首先要立即断绝火源（电源、煤气等），并速将附近的可燃物移开，防止火势扩展。应保持镇静，不要慌乱，立即采取各种相应措施。

（1）锥形瓶内溶剂着火，只需用石棉网或湿布盖熄。溶剂泼倒后着火，可用石棉布、沙土、麻袋或灭火器扑灭。不可用水冲，以免因水流而扩大燃烧面。

（2）衣服着火，切勿奔跑，立即脱下衣服或用厚的外衣、麻袋裹灭，或卧倒在地上滚灭，或打开附近的自来水开关用水冲淋熄灭。

（3）火势较大时，应根据具体情况采用灭火器灭火，常用的有以下三种。

1）泡沫灭火器　使用时将筒颠倒（碳酸氢钠和硫酸铝溶液作用，产生氢氧化铝和大量的二氧化碳泡沫），喷射起火处，泡沫将燃烧的物体包住与空气隔绝，而使火焰熄灭，此法不应用于电火花引起的火灾。

2）四氯化碳灭火器　使用时连续抽动水泵（唧筒），四氯化碳即会喷出。其遇热迅速气化，成为很重的气体包住燃烧物体，使之与空气隔绝，而将火焰熄灭（此法最适合于扑灭电火花引起的火灾）。

3）二氧化碳灭火器　是实训室最常用的灭火器（其侧筒内装有压缩的液态二氧化碳），使用时打开开关即可灭火。

五、实训室一般伤害的救护

1.创伤　在伤口上用过氧化氢消毒或涂抹红汞。

2.烫伤或烧伤 在伤口上涂抹烫伤药，或涂抹甘油、硼酸、凡士林。

3.酸碱腐伤 先用水冲洗伤处。若为酸腐伤，再用5%的碳酸氢钠溶液或稀氨水洗；若为碱腐伤，再用1%醋酸溶液洗，最后均用水冲洗。若是酸或碱液溅入眼内，应立即用水冲洗。若为酸液，再用1%碳酸氢钠溶液冲洗；若为碱液，则用1%硼酸溶液冲洗，最后均应用水冲洗。

4.毒物进入口内 将5~10 ml稀硫酸铜溶液加入一杯温开水中，内服，或用手指伸入咽喉部促使呕吐。

5.治疗 上述各种伤害伤势较重者经急救后，应速送医院检查和治疗。

| 第一部分 |

中药分离与纯化技术
常用方法及仪器设备

一、仪器的洗涤

中药分离与纯化技术实训中常使用各种玻璃仪器，而玻璃仪器的干净程度常会影响提取、分离和鉴定的结果。常见的洗涤方法有以下几种。

1.水洗 用毛刷就水刷洗，既可使可溶物溶去，也可使附着在仪器上的尘土和不溶物脱落下来。但往往去油污和有机物效果差。

2.去污粉洗涤剂洗 需要先把仪器用水湿润，用毛刷沾少许去污粉或洗涤剂擦洗瓶内外，再用水冲洗干净。

3.洗涤液洗 对于顽固的斑迹或残渣，可用洗涤液来洗。常用的洗涤液由等体积的浓硫酸和饱和的重铬酸钾溶液配制而成。

洗净的仪器壁上，不应附着有不溶物或油污。如加水于仪器，将仪器倒转过来，水即顺着器壁流下，器壁上只留下一层既薄又均匀的水膜，而无水珠附着在上面。

二、仪器的干燥

1.加热烘干 急需用的仪器可放于烘箱内干燥（控制在105℃左右），或放在玻璃仪器烘干器（图1-1）上烘干。一些常用的烧杯、蒸发皿可置石棉网上小火或用电炉烤干。

2.晒干和吹干 不急需用的洗净仪器可倒置于干燥处，任其自然晾干。带有刻度的计量器或小体积烧瓶等，可加入少许易挥发的有机溶剂（乙醇或丙酮）倾斜并转动仪器，倾出溶剂后干燥。

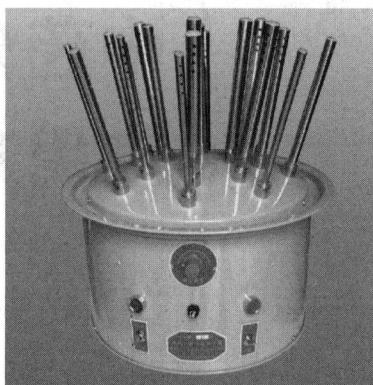

图1-1　玻璃仪器烘干器

三、浸渍法

浸渍法是将药材用适当的溶剂在常温或温热的条件下浸泡一定时间，浸出有效成分的一种方法。该法又分为冷浸法和温浸法两种。

1.冷浸法 取药材粗粉，置适宜容器（图1-2）中，加入一定量的溶剂如水、酸水、碱水或稀醇等，密闭，时时搅拌或振摇，在室温条件下浸渍1~2天或规定时间，使有效成分浸出，滤过，用力压榨残渣，合并滤液，静置滤过即得。

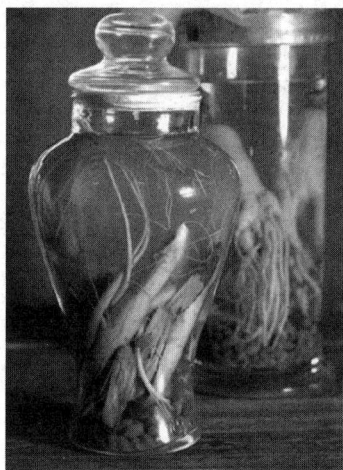

图1-2　冷浸法

2.温浸法　具体操作与冷浸法基本相同，但温浸法的浸渍温度一般在40~60℃之间，浸渍时间较短，能浸出较多的有效成分。

本法适用于有效成分遇热易破坏及含淀粉、果胶、黏液质、树胶等多糖物质较多的天然药物。

特点为操作方便，简单易行，但提取时间长，效率低，水浸提液易霉变，必要时需加适量防腐剂如甲苯、甲醛或三氯甲烷等。

四、渗漉法

渗漉法（图1-3）是将药材粗粉置渗漉装置中，连续添加溶剂使浸没过药粉，且自上而下流动，浸出有效成分的一种动态浸提方法。主要操作步骤如下。

1.粉碎　将药材粉碎成粗粉。

2.浸润　根据药粉性质，用规定量的溶剂（一般每1000 g药粉用600~800 ml溶剂）润湿，密闭放置15分钟至6小时，使药粉充分膨胀。

3.装筒　取适量用相同溶剂湿润后的脱脂棉垫在渗漉筒底部，分次装入已润湿的药粉，每次装粉后用木槌均匀压平，注意应松紧适宜，药粉装量一般以不超过渗漉筒体积的2/3为宜，药面上盖滤纸或纱布，再均匀覆盖一层清洁的细石块。

4.排气　装筒完成后，打开渗漉筒下部的出口，缓慢加入适量溶剂，使药粉间隙中的空气受压从下口排出（图1-4）。

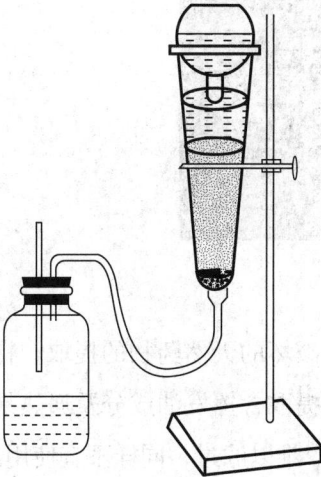

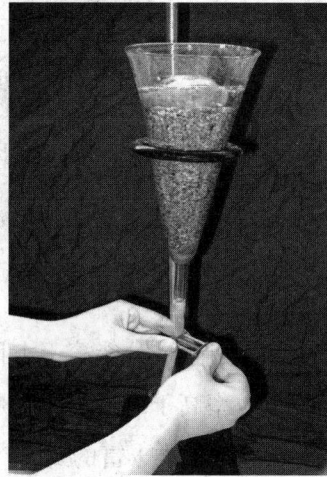

图1-3　渗漉法　　　　　　　　　　　图1-4　渗漉法排气操作

5.浸渍　将气体排尽后，关闭出口，流出的渗漉液倒回筒内，继续加溶剂，使其高出药面浸渍。

6.渗漉　浸渍一定时间（常为24~48小时）后即可打开出口开始渗漉，控制流速，《中国药典》规定一般以1000 g药材每分钟流出1~3 ml为慢漉，3~5 ml为快漉。实训室常控制在每分钟2~5 ml之间；大量生产时，可调至每小时漉出液为渗漉器容积的1/48~1/24。

7.收集渗漉液　一般收集的渗漉液为药材重量的8~10倍，或以有效成分的鉴别试验决定是否渗漉完全，最后经浓缩后得到提取物。

本法选用溶剂多为水、酸水、碱水及不同浓度的乙醇等。适用于有效成分遇热易破坏的成分，提取效率高于浸渍法。存在的不足之处为溶剂消耗多，提取时间长。

五、煎煮法

煎煮法是将药材加水加热煮沸，滤过去渣后取煎煮液的一种传统提取方法。

操作步骤　取药材饮片或粗粉，置适当煎器（勿使用铁器）中，加水浸没药材，加热煮沸，保持微沸，煎煮一定时间后，分离煎煮液，药渣可继续依法煎煮数次，合并各次煎煮液，浓缩即得（图1-5）。一般以煎煮2~3次为宜，小量提取，第一次煮沸20~30分钟；大量生产，第一次煎煮1~2小时，第二、三次煎煮时间可酌减。

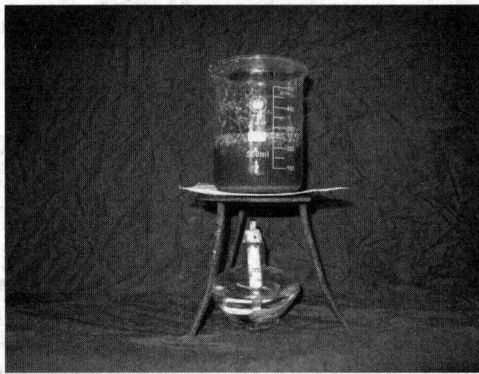

图1-5　煎煮法

此法适用于有效成分能溶于水且不易被水、热破坏的天然药物的提取。特点为操作简单，提取效率高于冷浸法。但是本法不宜用于提取含挥发油成分及遇热易破坏的天然药物；而含多糖类丰富的药材，因煎提液黏稠，难以滤过，同样不宜使用。

六、回流提取法

本法为减少有机溶剂的挥发损失，保持溶剂与药材持久的接触，通过加热浸出液，使溶剂受热蒸发，经冷凝后变为液体流回浸出器，反复提取至浸出完全的一种热提取方法。

操作步骤　在图1-6所示的回流提取装置中，将药材粗粉装入圆底烧瓶内，添加溶剂至盖过药面（一般至烧瓶容积1/2~2/3处），接上冷凝管，通入冷却水，于水浴中加热回流一定时间，滤出提取液，药渣再添加新溶剂回流2~3次，合并滤液，回收有机溶剂后得浓缩提取液。

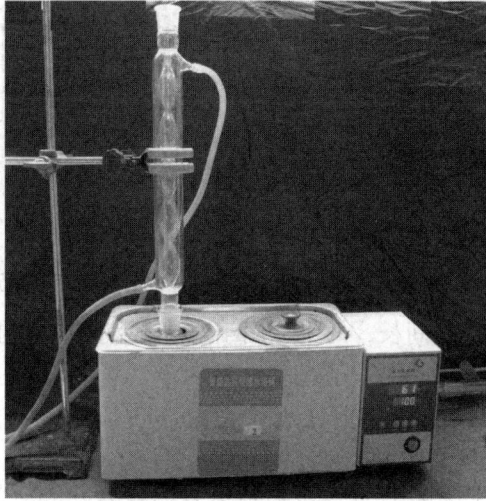

图1-6　回流提取装置

本法适用于脂溶性较强的中药成分的提取，提取效率高，但溶剂消耗量仍较大，操作较麻烦。注意：由于受热时间长，对热不稳定成分的提取不宜采用此法。

七、连续回流提取法

本法是在回流提取法的基础上改进的，用少量溶剂进行连续循环回流提取，充分将有效成分浸出完全的方法。

操作步骤　在图1-7所示索氏提取器中，先在圆底烧瓶内放入几粒沸石，以防爆沸，然后将装好药材粉末的滤纸袋或筒放入提取器中，药粉高度应低于虹吸管顶部，自冷凝管加溶剂入烧瓶内，水浴加热。溶剂受热蒸发，遇冷后变为液体回滴入提取器中，接触药材开始进行浸提，待溶剂液面高于虹吸管上端时，在虹吸作用下，浸出液流入烧瓶，溶剂在烧瓶内因受热继续气化蒸发，如此不断反复循环4~10小时，至有效成分充分被浸出，提取液回收有机溶剂即得。为了防止长时间受热，成分易被破坏，也可在提取1~2小时后更换新溶剂继续提取。

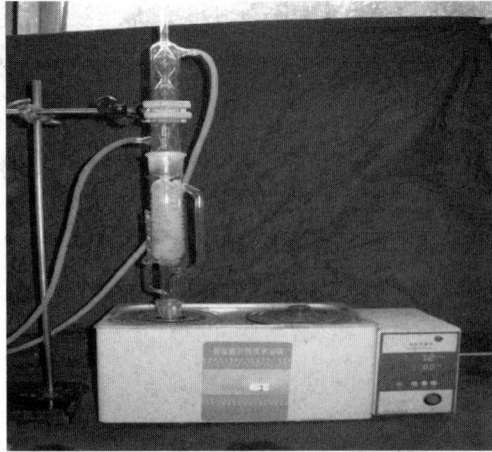

图1-7　索氏提取器

本法适用于脂溶性化合物的提取，药量少时多用该法进行提取。提取效率高，溶剂用量少，但浸出液受热时间长，故不适用于对热不稳定成分的提取。

八、超声提取法

超声提取法是一种利用超声波浸提有效成分的方法。其基本原理是利用超声波的空化作用，破坏植物药材的细胞，使溶剂易于渗入细胞内，同时超声波的强烈振动能传递巨大能量给浸提的药材和溶剂，使它们做高速运动，加强了胞内物质的释放、扩散和溶解，加速有效成分的浸出，极大地提高提取效率。

操作步骤　将药材粉末置适宜容器内，加入定量溶剂，密闭后置超声提取器内，选择适当超声频率提取一段时间（一般只需要数十分钟）后即得（图1-8）。

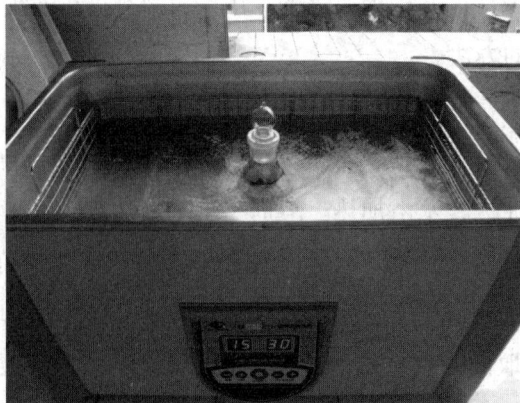

图1-8　超声提取法

该法既适用于遇热不稳定成分的提取，也适用于各种溶剂的提取。因此超声提取法与常规提取方法相比，具有提取时间短、提取率高、无须加热等优点，且能避免高温高压对欲提取成分的破坏。但是该提取法对容器壁的厚薄及放置位置要求较高。

九、水蒸气蒸馏法

水蒸气蒸馏法是一种利用某些挥发性成分与水或水蒸气共同加热，能随水蒸气一并蒸馏出，经冷凝后可分离获得的性质，使之从天然药物中提出的方法。其基本原理是当水和与水互不相溶的液体成分共存时，根据道尔顿分压定律，整个体系的总蒸气压等于两组分蒸气压之和，虽然各组分自身的沸点高于混合液的沸点，但当总蒸气压等于外界大气压时，混合物开始沸腾并被蒸馏出来。水蒸气蒸馏装置由水蒸气发生器、蒸馏瓶、冷凝管和接收器四部分组成（图1-9、图1-10）。

操作步骤　将药材粗粉装入蒸馏瓶内，加入水使药材充分浸润，体积不超过蒸馏瓶容积的1/3，然后加热水蒸气发生器使水沸腾，产生水蒸气通入蒸馏瓶，药材中挥发性成分随水蒸气蒸馏被带出，经冷凝后，收集于接收瓶中，若馏出液由浑浊变澄清透明，表示蒸馏基本完成，馏出物与水的分离可根据具体情况来决定。

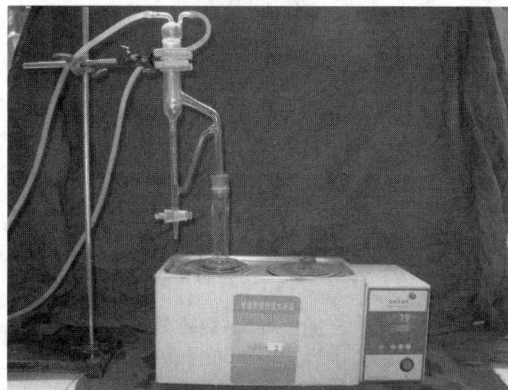

图1-9　轻油型挥发油提取器

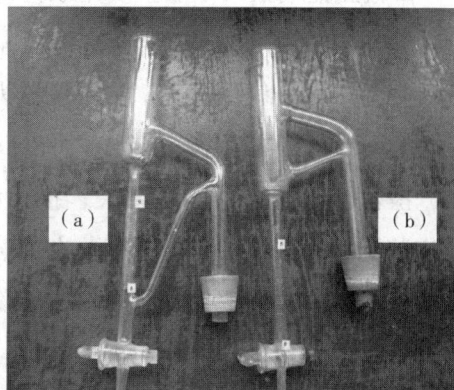

图1-10　轻油提取器（a）与重油提取器（b）

本法适用于具有挥发性，能随水蒸气馏出而不被破坏，不溶或难溶于水，与水不发生化学反应成分的提取。该方法工艺简单、操作方便，实用性强，不需复杂的设备，易于推广。

十、浓缩

由于提取后所得的提取液一般体积较大，所含成分浓度较低，故分离精制之前常进行浓缩处理，以提高浓度。浓缩可通过蒸发或蒸馏来完成。

（一）蒸发

蒸发是指利用加热的方法，使溶液中溶剂不断挥发而析出溶质（晶体）的过程。常使用仪器为蒸发皿。

操作步骤 将提取液倒入蒸发皿中，液体的量不得超过容积的2/3，蒸发过程中必须用玻璃棒不断搅拌，使液体受热均匀，以防止局部温度过高而使液体飞溅，当加热至（大量）固体出现时，应停止加热利用余热蒸干。注意不能把热的蒸发皿直接放在实训台上，应垫上石棉网，并且需要用坩埚钳夹持蒸发皿。

（二）蒸馏

蒸馏法分为常压蒸馏法和减压蒸馏法两种。

1.常压蒸馏法 一般主要用于低沸点有机溶剂（100℃以下）的回收。操作时应注意：常压回收装置应密闭。加热须在水浴上进行，不得直火加热。

2.减压蒸馏法 一般主要用于高沸点溶剂（100℃以上）的回收或减压蒸馏所需的温度下提取物易破坏分解的情况。常用仪器为旋转蒸发仪（图1-11）。

操作步骤 打开电源开关；按升降按钮，使安装旋转瓶的接头上升，把装有待蒸发溶液的旋转瓶接上，往下按升降按钮，使旋转瓶下降并一半没入水浴中；调节温度旋钮，设置所

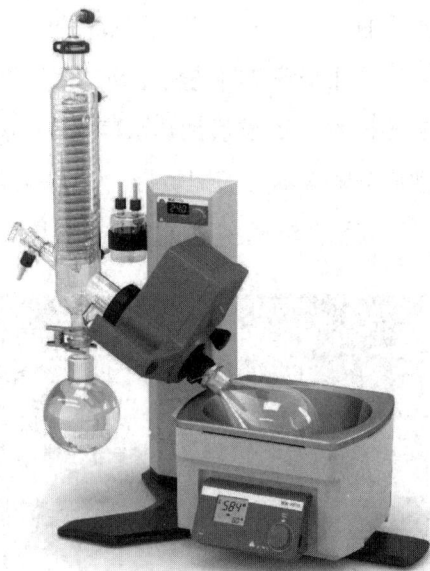

图1-11 旋转蒸发仪

需的温度；打开冷却水循环；打开真空泵；设置旋转的速度；蒸馏完毕，关闭温度开关电源，旋转速度设为零，按升降按钮，使安装旋转瓶的接头上升，取下旋转瓶，关真空泵；关冷却水循环，关电源开关；注意当旋转瓶接上后请检查是否漏气。

十一、简单萃取法

萃取是指在提取液中加入一种与其互不相容的溶剂配成两相溶剂系统，利用混合物中各种成分的分配系数差异而将所需成分萃取出来的分离方法。实训室小量萃取一般在分液漏斗中进行。

操作步骤

（1）使用分液漏斗前应检查活塞处是否紧密，若漏液可在活塞上涂上凡士林，塞好旋转数圈。关好活塞装入待萃物和溶剂，装入量约为分液漏斗体积的1/3，塞好活塞，振摇。萃取时通常将分液漏斗倾斜、旋转、振摇，并及时倒置，放出因振摇而产生的气体，以解除漏斗内压力。最后再剧烈振摇2~3分钟。

（2）振摇后静置，待两相分层清楚再放出萃取液。为使两层的污染降至最低限度，下层总是应从分液漏斗底部放出，而上层则应从分液漏斗顶部倾出。

（3）萃取时常遇乳化现象，为防止乳化的发生，一般在大量萃取前，先取少量试之，如易产生乳化，则应避免猛烈振摇，应缓缓地旋摇进行萃取，或将分液漏斗轻轻翻转数次的办法进行萃取。

如已发生乳化现象，可采取以下方法处理：分出乳化层，再换新溶剂萃取；抽滤乳化层；加热乳化层，可促进分层；加入表面活性剂（如戊醇），或长时间放置，使其自然分层；将玻璃棒深入到乳化层中摩擦分液漏斗壁除去乳化层。

十二、过滤法

过滤是用滤纸或其他多孔材料将固体和液体分离的方法，一般可分为常压过滤和减压过滤两种。

1.常压过滤　一般主要用于除去沉淀的过滤（需要滤液）。特别适用于过滤颗粒细小的沉淀或胶体沉淀。使用普通漏斗和滤纸，根据过滤的溶液不同，滤纸有两种常用的折叠方法。滤锥常用于水溶液的过滤。槽纹滤纸（菊花形）常用于有机溶液的过滤。

操作要点：要做到"一贴、二低、三靠"。"一贴"为使滤纸润湿，紧贴漏斗内壁，不残留气泡（防止气泡减慢过滤速度）。"二低"为滤纸边缘略低于漏斗边缘，液面低于滤纸边缘。"三靠"为倾倒时烧杯杯口要紧靠玻璃棒上，玻璃棒下端抵靠在三层滤纸处，漏斗下端长的那侧管口紧靠烧杯内壁。

2.减压过滤　减压过滤也称抽滤或真空过滤。通常使用布氏漏斗和滤纸来进行。减压可加速过滤并使所得沉淀较干。

操作时应注意：①抽滤用滤纸应剪成比布氏漏斗内径略小的圆形滤纸，大小以盖住漏斗底部所有的孔，但不伸展到漏斗斗壁上为准。②抽滤前用同一种溶剂润湿滤纸，再抽气，使滤纸紧贴布氏漏斗底板，然后倾倒待滤液。如用无水溶剂抽滤时，滤纸与漏斗不宜贴紧，这时可先用少许水湿润滤纸，用纸或干净布压紧抽气，使滤纸贴紧。再用无水溶剂抽滤洗去水分，然后同上法抽滤。③抽滤时，注意漏斗下端的斜削面要对着抽滤瓶侧面的支管，为防止滤液倒流，应在抽滤瓶与抽气泵之间安装一安全瓶。

十三、样品的干燥

由天然药物中提取分离得到的结晶性固体常带有水分或挥发性有机溶剂，需根据样品的性质选择适当的方法进行干燥。常用的干燥方法有以下几种。

1. 自然干燥　为最常用的干燥样品方法。将样品放置于表面皿或滤纸上，于空气中干燥。少量样品的快速干燥，可用质量好的滤纸压吸溶剂干燥。此法简便且不需加热，但具吸湿性化合物不宜采用。

2. 加热干燥　对热稳定的样品，待有机溶剂挥干，放于烘箱中于适当温度下干燥至恒重。或将样品置红外灯下干燥，红外灯干燥穿透性强，比普通加热快。但加热干燥不能用于易升华或分解的样品，其他样品干燥时也不能使加热温度超过结晶的熔点，且要考虑结晶的熔点会因溶剂的存在而有所降低。

3. 干燥器干燥　在常压或减压下将结晶样品置入有干燥剂的干燥器中进行干燥。凡易吸潮、熔点低、受热易分解的样品，均可用干燥器干燥。常用的干燥器有：普通干燥器、真空干燥器、真空恒温干燥器。

（1）普通干燥器　一般适用于保存经烘箱干燥后易吸潮的样品，用于干燥样品时所费时间长、效率低。

（2）真空干燥器　减压情况下可降低干燥温度，缩短干燥时间，提高干燥效率。但使用时真空度不宜过高，以防炸碎（一般于水泵上抽至盖子推不动即可；抽气时还须注意水压突然下降，水倒流入干燥器内）。取样开启干燥器时，放入空气不宜太快，最好在抽气口上放一小片滤纸，以免样品冲散。

（3）真空恒温干燥器（干燥枪）　此法干燥效率高，不仅能除去样品表面的溶剂和水分，还能脱去结晶水。但仅适用于少量样品的干燥。使用时先选用适当的溶剂进行加热（溶剂的沸点勿超过样品的熔点），再将装有样品的小瓶放入夹层内，连接盛有五氧化二磷的曲颈瓶，然后在水泵上减压，抽至可能的最高真空度，应停止抽气，并将活塞关闭。否则干燥舱内的空气不再流入水泵，而有可能使水蒸气扩散至干燥舱内得到相反效果。在整个干燥过程中，每隔一定时间应再抽气一次。

用上述各种干燥器进行干燥时，干燥器中均应散放干燥剂。常用的干燥剂有变色硅胶、无水硫酸钙、无水氯化钙及五氧化二磷等。使用真空干燥器，一般不宜用浓硫酸做干燥剂。

4. 冷冻干燥　冷冻干燥是样品的水溶液或混悬液在高真空度的容器中冷冻至呈固

体状态，然后升华脱水，被干燥的物质即成固体。此法可在真空冷冻干燥器中进行，适用于受热易破坏或易吸潮样品的干燥。

十四、薄层色谱法

薄层色谱法是一种在平面载板上均匀涂布适宜的固定相形成一薄层，将欲分离的试样于薄层板上点样，随着移动相溶剂的移行展开，混合物中各成分获得分离的方法。常见吸附薄层色谱和分配薄层色谱两种。

常用吸附剂和支持剂：吸附薄层色谱常用的吸附剂为氧化铝、硅胶、硅藻土、聚酰胺、纤维素等。因硅胶、氧化铝的吸附性能好，适用于多种化合物的分离，故又最为常用。分配薄层色谱常用的支持剂为硅胶、硅藻土、硅镁型吸附剂及纤维粉等。展开剂的选择：展开剂的选择可根据被分离物质的溶解性、酸碱性、极性等性质及溶剂的极性，结合考虑所选吸附剂的吸附性能，选择单一溶剂或混合溶剂。若分离某些酸性或碱性成分，可在所选溶剂中加入少量的酸（如甲酸、醋酸）或碱（如氨水、二乙胺），或将一小杯挥发性酸或碱放置于色谱缸内，以提高分离效率。分配薄层色谱展开剂的选择无固定规律，主要考虑被分离物质的溶解性。

显色的方法：常用紫外线照射法、喷雾显色法和碘蒸气显色法三种。

操作步骤

1. 制板　用于制备薄层的载板常常选择玻璃板。制备的薄层板有软板和硬板两种。软板由吸附剂直接涂铺于载板上制成，因板上吸附剂易被吹散，现甚少使用。硬板则将吸附剂加黏合剂或溶剂调成糊状后涂铺载板制成，现使用较为普遍。如硅胶 G 板是由 1 g 硅胶 G 加 3 ml 水调成糊状涂铺载板制成，较脆，易脱落，但能耐受腐蚀性试剂；硅胶 G-CMC-Na 板是用 1 g 硅胶 G 加 3 ml 0.5%~1% CMC-Na 水溶液调成糊状涂铺载板制成，硬度较大，不易脱落，但若存在强腐蚀性试剂时则不宜加热。

铺板的方法有倾注法、平铺法和机械涂铺法等。其中机械涂铺法是用涂铺器制板的方法，目前最为常用，可一次涂铺多块薄层板，所得薄层板分离效果好，适用于定量分析。

分配薄层色谱的制板方法与吸附薄层色谱有所不同。对于正相薄层色谱，若固定相为水，常可制备纤维素薄层板和硅藻土薄层板。前者将纤维素与水按 1:5 比例混匀后铺板，晾干即得，亦可在 105℃ 烘干；后者将硅藻土 G 与蒸馏水按 1:3 比例混匀后铺板，阴干即得，使用前将薄层板面对沸水浴的蒸气，使吸收水分至饱和后，放置空气中让多余的水分蒸发完。若固定相为水以外的其他溶剂，则可用浸渍法、展开法及喷雾法将固定相涂布于铺有支持剂的薄层板上。对于反相薄层色谱，固定相常选用脂肪族碳氢化合物（尤其是癸烷到十四烷范围之间），可用5%~10%的正十一烷的石油醚液或1%液状石蜡的乙醚溶液及5%硅酮油的乙醚溶液进行涂布制板，挥去有机溶剂后即得。

2.薄层板的活化 将涂铺完成后的薄层板放置水平台面自然干燥后，放置烘箱内加热活化。硅胶板一般在100~110℃活化30分钟，保存备用。也有一些薄层板不必加热活化，铺好阴干后即可使用，如氧化铝板。150~160℃活化4小时获得Ⅲ~Ⅳ级活性的薄板，在200℃活化4小时获得Ⅱ级活性的薄板。

3.点样 用合适的溶剂溶解试样，先配成浓度略高（约为5%）的试样溶液，使用时再稀释到0.01%~1%的浓度。一般选择的溶剂应与展开剂极性相近或易于挥发，但需尽量避免选用水或甲醇。点样前在距离底边1.5~2.0 cm处划一基线，用毛细管（定性分析）或微量注射器（定量分析）吸取试样溶液，于基线上点加试样，试样点直径应不大于2~3 mm（图1-12）。如果在一个薄层板上点几个样品时，样品的间隔在0.5~1.0 cm为宜，而且各斑点要在同一水平线上。除试样有特殊要求外，可用红外灯或吹风机在点样后加热除去原点残留的溶剂，以免残留溶剂对展开造成不良影响。

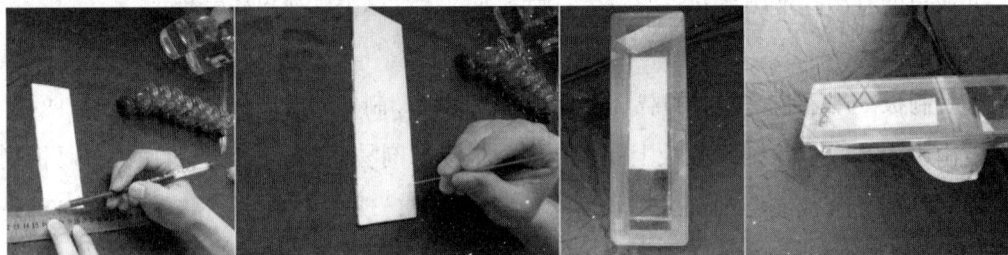

1. 画基线　　2. 点样　　3. 预饱和　　4. 展开

图1-12　薄层色谱操作

4.展开 薄层色谱展开需在密闭的色谱缸内进行，可根据薄层板的大小选择不同式样的色谱缸。展开的方式有上行、下行、单向二次展开、双向或多次展开等，常用上行法。具体操作时，预先用展开剂将密闭的色谱缸饱和片刻，然后将点样后的薄层板置缸内支架上，勿与展开剂接触，预饱和一定时间，使与缸内饱和的展开剂气体达到平衡。饱和后，将薄层板点有试样的一端浸入展开剂中约0.5 cm深处（注意勿使展开剂浸泡点样斑点），开始展开，随着展开剂的上升，试样中不同成分因迁移速度不同而得到分离（图1-12）。待展开剂上行迁移到规定高度（一般距顶端2 cm）时取出，放置通风处自然使展开剂挥干，或用热风吹干，抑或是用红外线快速干燥箱烘干即可。

5.显色　薄层色谱展开结束后，显色对于物质的鉴定十分重要。天然药物所含各种成分的显色条件各不相同，通常可先在日光下观察，标出色斑并确定其位置，然后使用紫外光灯，在254 nm或365 nm波长的紫外光下观察和标记，必要时再选择显色剂显色观察。若薄层板为硬板，则采用喷雾法，将显色剂直接喷洒于板上，立即可显色或稍加热后显色；若为软板，如果不能采用喷雾法，则可选用碘蒸气法、压板法或侧吮法。

6.计算比移值　试样经色谱分离并显色后，分离所得物质在薄层色谱上的斑点位置可用比移值来表示。比移值R_f的计算公式如下。

$$R_f值＝基线至色谱斑点中心的距离/基线至溶剂前沿的距离$$

十五、纸色谱

纸色谱是以滤纸为支持剂，滤纸上吸着的水（或根据实际分离的需要，经适当处理后滤纸上吸附的溶液）为固定相，用一定的溶剂系统为移动相进行展开，利用混合物中各成分分配系数的差异而达到分离的一种分配色谱法。

操作步骤

1.点样　纸色谱的点样方法与薄层色谱法基本相似。点样量一般是几毫克至几十毫克，若点样量大，因试样在滤纸上先溶解再分配，则点样的原点也宜大些。

2.展开　一般纸色谱展开的器具有纸色谱管、市售的色谱圆缸或具盖的标本瓶等。常用上行法展开。

3.显色　展开结束后，先在日光或紫外灯光下观察有无有色或荧光斑点，标记其位置，然后再根据所需检查成分喷洒相应的显色剂，显色后再定位。

4.计算比移值　方法与薄层色谱法基本相似。

本法适用于亲水性化合物的分离，如氨基酸、苷类、糖类、有机酸等。

十六、柱色谱

柱色谱法是一种将分离材料装入柱状容器中，以适当的洗脱剂进行洗脱而使不同成分得到分离的色谱分离方法。根据分离原理的不同，柱色谱法分为吸附柱色谱法、分配柱色谱法、离子交换柱色谱法和凝胶过滤色谱法。现将各柱色谱法的操作技术进行逐一介绍。

1.吸附柱色谱法　吸附柱色谱法是指一种在柱状容器中操作，利用作为固定相的吸附剂对混合物中各种成分吸附能力的大小不同，使各成分得到相互分离的方法。该方法的原理为混合物中各成分与吸附剂吸附能力不同，移动相与混合物成分竞争吸附剂表面，随着移动向移动，混合物不断进行吸附–解吸附的可逆过程，从而达到分离。常用的吸附剂：氧化铝、硅胶、硅藻土、氧化镁、碳酸钙、聚酰胺和活性炭等。

操作步骤

（1）选择色谱柱　实训室常用的色谱柱的内径与柱长之比，常在（1:15）~（1:20）之间。对于难以分离的试样，可适当延长柱长。

（2）装柱　吸附剂用前应过筛处理，使粒度均匀，常以100目左右大小为宜。分离试样与吸附剂的用量比为（1:30）~（1:60），对于难以分离的试样，可将吸附剂的用量增加至（1:100）~（1:200）。

装柱的方法一般分为干法和湿法两种。装柱前先将空色谱柱清洗干净，干燥后，在色谱柱管底部铺一层脱脂棉，然后选择具体的装柱方法。常选用湿法装柱，先往柱内加入少量的洗脱剂，然后将吸附剂与适量的洗脱剂混合均匀，不断搅拌排除气泡后，连续缓慢地倒入色谱柱内，打开色谱柱下端活塞，低速放出洗脱剂，使吸附剂慢慢沉降，注意继续补充洗脱液保持流速，确保液面高于吸附剂的表面，同时轻轻敲打柱壁，至吸附剂沉降完全后，再使洗脱剂流动一段时间，算出柱内所含洗脱剂的体积，以便掌握收集流分的时间，以及在更换洗脱剂时新换洗脱剂大致在何流分开始。保持洗脱液液面高出吸附剂表面一段距离，以防柱床干涸。装柱后，一般吸附剂的高度为色谱柱高度的3/4，要求柱中吸附剂充填均匀，柱体内不能出现空气泡、疏密不均或裂缝。

（3）上样　对于易溶于洗脱剂的试样，可用洗脱剂溶解试样制成高浓度试样溶液，放出色谱柱内洗脱液至液面略高于吸附剂表面，然后沿柱壁轻轻注入试样液，注意不要使吸附剂表面受搅动，打开活塞，使试样液缓缓渗入吸附剂柱内，此为湿法上样。对于难溶于洗脱剂的试样，则先将试样溶于适量甲醇、丙酮等低沸点的极性有机溶剂中，再用少量吸附剂拌匀，在旋转蒸发器上小心蒸干溶剂或水浴挥干溶剂，置干燥器中吸除残留的溶剂和水分，然后将此吸着试样的吸附剂均匀地加在色谱柱中吸附剂的上面。加样后，要求试样层能够尽量窄且平整。最后，在上样后的吸附柱上面盖上一层约0.5 cm厚的石英砂（或一层滤纸和玻璃珠层），使洗脱过程中柱体顶端保持平整，此为干法上样。

（4）洗脱　洗脱剂的选用一般参照薄层色谱帮助确定的色谱条件，同时注意用梯度洗脱的方法，逐渐提高洗脱能力，使成分得到分离。洗脱的过程中应注意保持液面的高度，勿使柱面洗脱剂流干；控制洗脱剂的流速，一般不宜太快，若色谱柱长40 cm，可控制流速为每分钟3~4 ml，且保持匀速。洗脱液的收集根据具体分离情况而定，如果试样中各成分有色，分离过程中在柱上可观察到，则分别收集各色带；如果试样中各成分无色，常采用等份收集。根据所用吸附剂的量及试样分离的具体情况决定收集每份洗脱液的体积。如所用吸附剂的量为 50 g，则每份收集的洗脱液为 50 ml；若试样各组分的结构相似或洗脱剂极性很大，则每份洗脱液收集量小。洗脱后所得的各份洗脱液分别进行适当的浓缩，经薄层色谱检测后，合并相同流分，回收溶剂，获得单体。若为混合物，可进一步分离纯化。

2.分配柱色谱　分配柱色谱是一种在柱状容器中操作，利用混合物中各成分在互不相溶的两相溶剂中分配系数的不同，来达到分离的色谱分离方法。其分离原理为两相溶剂中的一相需作为固定相，常以某种惰性固体吸住该相溶剂，使之固定，这种吸着了固定相溶剂的固体物质称为支持剂（也称载体或担体）；另一相溶剂则作为移动相。进行分离时，将被分离的混合物配成试样溶液加到固定相上，通过移动相的流动，使试样中各成分在两相之间的分配不同而获得分离。

分配柱色谱根据固定相与移动相的极性不同又可分为正相分配色谱和反相分配色谱。以极性大的溶剂（如水或亲水性溶剂）为固定相，极性小的溶剂为移动相的分配色谱称为正相分配色谱，固定相常用水或缓冲液，移动相则采用三氯甲烷、乙酸乙酯、丁醇等弱极性有机溶剂。而以极性小的溶剂（如三氯甲烷、石油醚等亲脂性有机溶剂）为固定相，移动相溶剂却极性较大的分配色谱则称为反相分配色谱，固定相可选用液状石蜡，移动相可选择水或甲醇。

操作步骤　分配柱色谱的装置与吸附柱色谱相同，将吸着固定相的支持剂装入柱内，用适量固定相溶解试样后上样，然后以固定相饱和后的移动相进行洗脱，使试样中各组分因分配系数的不同而达到分离的方法。其具体操作如下。

（1）装柱　将所选的固定相与支持剂以（0.5∶1）~（1∶1）的用量比置于一定容器内，充分搅拌均匀使支持剂吸着固定相，多余的固定相则抽滤除去，然后倒入所用的移动相溶剂中，剧烈搅拌使移动相与固定相互相饱和平衡。装柱时先将固定相饱和后的移动相溶剂加入色谱柱内，再按湿法装柱操作装入吸着固定相的支持剂。

（2）加样　在分配柱色谱中，一般支持剂的用量为试样量的 100~1000 倍，其载样量较吸附柱色谱少。根据试样溶解性能的不同，有三种加样方法可供选择。对于易溶于固定相者，将试样溶于少量固定相后，加入少量支持剂拌匀，装入柱顶；对于可溶于移动相者，则直接溶于移动相溶剂后加入柱顶；对于在两相中均难溶者，则以使用的低沸点溶剂溶解后，加入干燥的支持剂拌匀，挥去溶剂，再用一定量的固定相拌匀，装入柱顶。

（3）洗脱　洗脱所用的移动相均需先与固定相饱和。洗脱的方法与吸附柱色谱相同。

3.离子交换柱色谱法　是一种利用离子交换树脂上的功能基团能在水溶液中与溶液的其他离子进行可逆性交换的性质，以离子交换树脂作为固定相，使混合成分中离子型与非离子型物质，或具有不同解离度的离子化合物得到分离的一种色谱方法。其基本原理为：离子交换树脂是一类含有解离性功能基团的特殊高分子化合物，一般呈球状或无定形粒状。根据其所含解离性功能基团的不同，可分为阳离子交换树脂和阴离子交换树脂两类；在水溶液中，前者能通过—SO_3H、—COOH或酚羟基中解离的H^+与溶液中的阳离子进行可逆性交换，后者能通过伯、仲、叔、季铵基中解离的OH^-与溶液中的阴离子进行可逆性交换。而其本身却不溶于水、酸、碱和有机溶剂。

操作步骤

（1）树脂的预处理　一切离子交换树脂在使用前，均需经过预处理，将所含的可溶性小分子有机物和铁、钙等杂质除去。根据分离试样中离子的性质，按酸→碱→酸的步骤用适当试剂处理阳离子交换树脂，按碱→酸→碱的步骤用适当试剂处理阴离子交换树脂，使树脂达到分离的要求。

（2）装柱　装柱前先将树脂用蒸馏水充分溶胀，赶尽气泡，清洗至上层液透明，然后将溶胀后的树脂加少量水搅拌，连续倒入色谱柱（色谱柱要求耐酸、碱的腐蚀，柱长为直径的10~20倍）中，打开活塞，缓缓放出水液，使树脂均匀下沉。注意液面保持在树脂层上方。

（3）上样　将试样溶于适当溶液中配成浓度较稀的试样液（对离子交换剂的选择性大，利于分离），将试样液加入柱内，打开活塞，当试样溶液流经离子交换树脂时，溶液中的离子与树脂上的解离性基团进行交换，被吸附于树脂上，至试样溶液流出后，用蒸馏水冲洗树脂柱，将残液洗净。

（4）洗脱　常用的洗脱剂有酸、碱、盐的水溶液或各种不同离子浓度的缓冲液等。对于不同类型的树脂，宜适当控制所选洗脱剂的pH，并选择一种能解离出比被吸着的成分更活泼的离子或基团的洗脱剂，将吸着成分通过洗脱剂的洗脱而被替换下来。洗脱速度通常为1~2 ml/min。

（5）再生　由于离子交换树脂上的交换是可逆的，故对使用过的树脂可用与预处理相同的方法使其再生而恢复原状；重复用于交换同一样品，将盐型转化为游离型即可；不用时加水存放于广口瓶中。再生后的树脂能反复使用。

4.凝胶滤过柱色谱法　凝胶滤过柱色谱法又称为凝胶渗透柱色谱法、分子筛滤过柱色谱法及排阻柱色谱法等，是以凝胶作为固定相，选择适当的溶剂进行洗脱，使混合物中分子量大小不同的化合物得到分离的方法。分离原理：由于受凝胶颗粒中网孔半径的限制，被分离试样中比网孔小的化合物可自由进入凝胶颗粒内部；而比网孔大的化合物不能进入凝胶颗粒内部被排阻，只能通过凝胶颗粒外部的间隙。因此大分子化合物阻力较小，流速较快，先被洗脱；而小分子化合物阻力较大，滞留在凝胶颗粒内部时间长，流速较慢，则后被洗脱，使试样中大小分子化合物获得分离。

操作步骤

（1）凝胶的选择　根据实际工作需要选用合适的凝胶种类、规格、粒度及型号。一般情况下，若试样中各成分分子量悬殊较大，可使用100~150目粒度较粗的颗粒；若试样为肽类和低分子量的物质进行脱盐处理，可采用G-10、G-15、G-25等凝胶，以G-25为好；若试样中各成分分子量较接近，可选用200目左右的粒度，且需适当处理以除去凝胶中的单体、粉末及碎片。若从大分子物质中除去小分子物质，宜选择关联度较大的型号；反之则选择关联度较小的型号。

（2）凝胶的浸泡溶胀　将选定的凝胶加入相当于其吸水量10倍的洗脱剂中，缓缓搅拌，充分溶胀，也可加热膨胀。

（3）装柱　采用湿法装柱，填充时需排除气泡，填充后用相同洗脱剂以2~3倍总体积稳定柱长。

（4）加样　配制浓度适宜的试样溶液（体积要小），用滴管沿柱壁缓缓注入柱中，加完后将活塞打开，使试样完全渗入柱内，再关闭活塞。在柱床上方覆盖一层脱脂棉，以保护柱床表面。

（5）洗脱　常选用水、酸、碱、盐和缓冲溶液等作为洗脱剂。对于固定相为Sephadex LH-20的凝胶色谱，洗脱剂也可选用各种有机溶剂。适当控制洗脱的速度，若固定相颗粒细或交联度大，则流速可稍快。洗脱液分部收集，每一流分经检测后，合并相同组分。

（6）再生　当凝胶经多次使用后，通常在50℃左右用含2%氢氧化钠和4%氯化钠的混合液浸泡，再用水洗净，使其再生。

| 第二部分 |

中药分离与纯化技术实训实例

实训一　薄层色谱法和纸色谱法的操作

一、实训目的

1. **掌握**　吸附薄层色谱法和纸色谱法的原理和操作步骤；纸色谱法的基本操作技术，并能独立操作。

2. **熟悉**　薄层色谱板的制备并熟悉薄层色谱法的基本操作技术。

二、仪器与材料

1. **仪器**　色谱缸、色谱用滤纸、毛细管、玻璃板、乳钵、量筒或量杯、烘箱、尺子（学生自备）、铅笔（学生自备）等。

2. **材料**　板蓝根颗粒、乙醇、DL-α 氨基酸、L-天冬酸、正丁醇、醋酸、0.5%茚三酮试剂、硅胶等。

三、实训内容与操作步骤

吸附薄层色谱法是利用吸附剂对混合物中各成分吸附能力的差异，选择适宜的溶剂，对各成分进行解吸附，从而达到使其相互分离并进行检识的目的。正向纸色谱法，是利用混合物中各成分在两相溶剂中的分配系数不同，从而达到各成分相互分离并进行检识的目的。

1.纸色谱分离板蓝根颗粒剂中的氨基酸

操作步骤

（1）滤纸的准备　取色谱用滤纸一张，要求保持平、净、齐，具有一定的机械强度，用铅笔轻轻划一基线（距底边 1~2 cm），并在基线上划三个"×"为待点样位置。

（2）点样　将样品溶解于乙醇中制成一定浓度，用毛细管将样品点于基线上。

（3）展开　将一定量展开剂倒入色谱缸中，将点好样的滤纸悬挂在液面（勿使滤纸与展开剂接触）上饱和10分钟，然后降下滤纸挂钩，让滤纸下端浸入展开剂0.5 cm左右展开，待展开到滤纸条全长的5/6时，即可取出滤纸，用铅笔划出溶剂前沿。

（4）显色　将展开后的滤纸挥去溶剂，然后喷洒0.5%茚三酮试剂，并于105℃加热显色，记录斑点位置、形状、色泽。

（5）测量及计算R_f值　分别测量基线至溶剂前沿的距离以及基线至各斑点中心距离；计算R_f值。

色谱材料：色谱用滤纸。

样品：板蓝根颗粒剂的乙醇溶液。

对照品：DL-α氨基酸、L-天冬酸。

展开剂：正丁醇-醋酸-水（4∶1∶5）上层（放大7倍）。

显色剂：0.5%茚三酮试剂，喷洒加热。

2.硅胶板的制备　称取3.3 g硅胶G置于乳钵中，加入10 ml含有5‰的羧甲基纤维素钠的水溶液搅拌研匀，迅速置于玻璃板上均匀布满，抖平，晾干，活化，备用。

四、实训说明与体会

（1）练习纸色谱时应注意，所用滤纸应质地均匀；一般定性用较薄的滤纸，较厚的滤纸供制备时用；点样不宜太集中，若与对照品比较时，应保持一定距离；点样时原点直径不可过大，否则斑点易于扩散，分离效果不理想；显色加热时，应控制温度或保持适当距离，以免滤纸焦化。

（2）选择与对照品斑点距离相近的样品斑点计算R_f值，根据计算值间的比较进行判定。若样品中某一斑点与对照品R_f值之差在正负0.05之内，并且色斑颜色也相同，可认为二者为同一物质。

（3）实践中的饱和时间和展距有一定的要求，但在学生练习中可适当缩短时间，按实际情况自定。

实训二　柱色谱法的操作技术

一、实训目的

掌握　柱色谱技术的原理、应用及操作。

二、仪器与材料

1.仪器　铁架台、铁夹、色谱柱、镊子、脱脂棉、烧杯。
2.材料　石英砂、95%乙醇、甲基橙与亚甲基蓝的乙醇溶液。

三、实训内容与操作步骤

（一）实训原理

柱色谱（柱层析）常用的有吸附色谱和分配色谱两类。实训室常用的是吸附色谱，其原理是利用混合物中各组分在固定相上的吸附能力和流动相的解析能力不同，让混合物随流动相流过固定相，发生多次的吸附和解吸过程，从而使混合物分离成两种或多种单一的组分。

吸附色谱常用氧化铝和硅胶作固定相，而分配色谱中以硅胶、硅藻土和纤维素作为支持剂，以吸收较大量的液体作固定相，而支持剂本身不起分离作用。

吸附柱色谱通常在玻璃管中填入表面积很大经过活化的多孔性或粉状固体吸附剂。当待分离的混合物溶液流过吸附柱时，各种成分同时被吸附在柱的上端。当洗脱剂流下时，由于不同化合物吸附能力不同，往下洗脱的速度也不同，于是形成了不同层次，即溶质在柱中自上而下按对吸附剂的亲和力大小不同分别形成一段一段的层带。随着洗脱过程的进行从柱子底端流出，分别收集不同的层带，再将洗脱剂蒸发，就可以得到单一的纯净物质。

1.吸附剂的选择　常用的吸附剂有氧化铝、硅胶、氧化镁、碳酸钙和活性炭等。吸附剂一般要经过纯化和活性处理，颗粒大小应当均匀。对于吸附剂而言，粒度愈小表面积愈大，吸附能力就愈高，但颗粒愈小时，溶剂的流速就太慢，因此应根据实际分离需要而定。供柱色谱使用的氧化铝有酸性、中性、碱性三种：酸性氧化铝为用1%盐酸浸泡后，再用蒸馏水洗至氧化铝的悬浮液pH为4，用于分离酸性物质。中性氧化铝其悬浮液的pH为7.5，用于分离中性物质。碱性氧化铝其悬浮液的pH为10，用于胺或其他碱性物质的分离。

大多数吸附剂都能强烈地吸水，而且水分易被其他化合物置换，因此吸附剂的活性降低，通常用加热方法使吸附剂活化。氧化铝随着表面含水量的不同，而分成各种活性等级。活性等级的测定一般采用勃劳克曼（Brockmann）标准测定法。

2.溶质的结构与吸附能力的关系　化合物的吸附性与它们的极性成正比，化合物分子中含有极性较大的基团时，吸附性也较强，各种化合物对氧化铝的吸附性按以下次序递减：酸和碱＞醇、胺、硫醇＞酯、醛、酮＞芳香族化合物＞卤代物、醚＞烯＞饱和烃。

3.洗脱剂的选择　溶剂的选择是重要的一环，通常根据被分离物中各化合物的极性、溶解度和吸附剂的活性等来考虑。一般洗脱剂的选择是通过薄层色谱实训来选择的。选择洗脱剂的另一个原则是：洗脱剂的极性不能大于样品中各组分的极性。这样的话，样品会一直留在流动相中，而达不到分离的效果。

常用洗脱剂的极性按如下次序递增：石油醚＜己烷＜环己烷＜四氯化碳＜三氯乙烯＜二硫化碳＜甲苯＜苯＜二氯甲烷＜三氯甲烷＜乙醚＜乙酸乙酯＜丙酮＜正丙醇＜乙醇＜甲醇＜水＜吡啶＜乙酸。

注意：所用溶剂必须纯粹和干燥，否则会影响吸附剂的活性和分离效果；本实训所用溶剂为95%的乙醇。

（二）操作步骤

1.装柱（湿法）　将吸附剂中性氧化铝用洗脱剂95%乙醇调成糊状；用镊子取少许脱脂棉放于干净的色谱柱底部，轻轻塞紧；再在脱脂棉上盖上一层厚0.5 cm的石英砂，关闭活塞；向柱中倒入95%的乙醇至约为柱高的3/4处，打开活塞，控制流出速度为1~2 d/s；再将调好的吸附剂边敲边倒入柱中，当装柱至3/4时，再在上面加一层厚0.5 cm的石英砂。操作时一直保持上述流速，注意不能使液面低于砂子的上层。

2.加样品（1 ml含有甲基橙和亚甲基蓝的乙醇溶液）　当溶剂液面刚好流至石英砂面时，立即沿柱壁加入1 ml甲基橙和亚甲基蓝的乙醇溶液，当此溶液流至接近石英砂面时，再加入少量的洗脱剂将壁上的样品洗下来，如此连续2~3次，直至洗净为止。

3.洗脱　用95%的乙醇洗脱，控制流出速度如前。整个过程都应有洗脱剂覆盖吸附剂。

亚甲基蓝由于与氧化铝的作用力较小首先向下移动，较大的加甲基橙则留在柱的上端，形成不同的色带（蓝色的亚甲基蓝和黄色的甲基橙）。当最先下行的色带快流出时，更换接收瓶，继续洗脱，直至滴出液无色为止。然后将洗脱液改为水，洗脱甲基橙，并接收黄色的流出液，直至滴出液无色为止。停止洗脱。

4.回收溶剂乙醇 将先洗脱的洗脱液倒入蒸馏烧瓶中，常压蒸馏回收乙醇；而将后洗脱的水溶液弃去。

四、实训说明与体会

（1）色谱柱填充要紧密，要求无断层、无缝隙。若松紧不均，特别有断层时，影响流速和色带的均匀；但如果装时过分地敲击，色谱柱填充过紧，又会流速太慢。

（2）在装柱、洗脱过程中，始终保持有洗脱剂覆盖吸附剂。

（3）在洗脱过程中，一定注意一个色带与另一色带的洗脱液的接收不要交叉，否则组分之间不能完全分离。

五、实训思考

（1）吸附柱色谱的分离原理是什么？
（2）吸附柱色谱的操作步骤是什么？
（3）在装柱和洗脱过程中应分别注意的问题有哪些？

实训三　秦皮中七叶内酯、七叶苷的提取分离与鉴定

一、实训目的

掌握　回流提取法、蒸馏法、两相溶剂萃取法和结晶法对秦皮中的七叶内酯和七叶苷进行提取分离的操作技术；化学法和薄层色谱法鉴定七叶内酯和七叶苷。

二、仪器与材料

1.仪器　恒温水浴、回流装置、减压蒸馏装置、分液漏斗、布氏漏斗、抽滤瓶、紫外光分析仪、层析槽等。

2.材料　秦皮粗粉、乙醇、甲醇、二氯甲烷、乙酸乙酯、甲苯、甲酸甲酯、甲酸、Na_2SO_4、HCl、NaOH、硅胶G、七叶内酯对照品、七叶苷对照品等。

三、实训内容与操作步骤

（一）主要成分的理化性质

七叶内酯又称秦皮乙素，为黄色针晶，m.p. 276℃，溶于稀碱显蓝色荧光，易溶于热乙醇、冰醋酸，溶于沸水、乙醇、乙酸乙酯，不溶于乙醚，具有还原性，因结构中有酚羟基，可与三氯化铁试剂反应显绿色。

七叶苷又称秦皮甲素，为白色或淡黄色结晶，m.p. 206℃，难溶于冷水，溶于沸水、热乙醇、甲醇、吡啶和乙酸。

本实验利用七叶内酯与七叶苷（图2-1）易溶于乙醇进行提取。利用七叶内酯有亲脂性用乙酸乙酯萃取而与七叶苷分离。利用化学法和薄层色谱法进行鉴别。

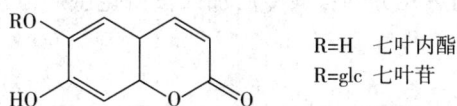

R=H 七叶内酯
R=glc 七叶苷

图2-1　七叶内酯和七叶苷的结构

（二）提取与分离

秦皮中七叶内酯、七叶苷的提取分离流程见图2-2所示。

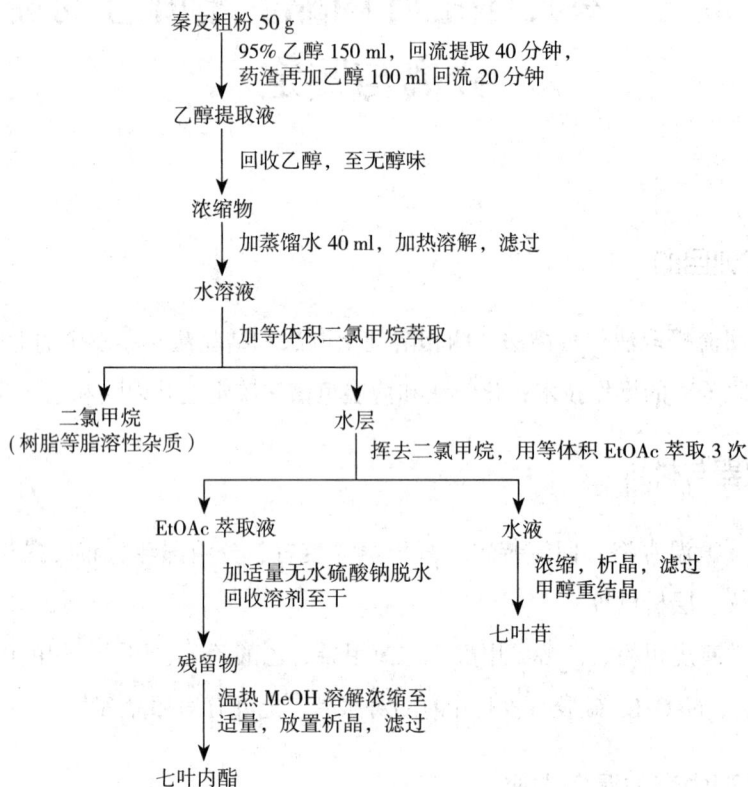

秦皮粗粉 50 g

↓ 95% 乙醇 150 ml，回流提取 40 分钟，
药渣再加乙醇 100 ml 回流 20 分钟

乙醇提取液

↓ 回收乙醇，至无醇味

浓缩物

↓ 加蒸馏水 40 ml，加热溶解，滤过

水溶液

↓ 加等体积二氯甲烷萃取

二氯甲烷 （树脂等脂溶性杂质）　　水层

水层 ↓ 挥去二氯甲烷，用等体积 EtOAc 萃取 3 次

EtOAc 萃取液　　　　　　　　　水液

EtOAc 萃取液 ↓ 加适量无水硫酸钠脱水 回收溶剂至干

水液 ↓ 浓缩，析晶，滤过 甲醇重结晶 → 七叶苷

残留物

↓ 温热 MeOH 溶解浓缩至 适量，放置析晶，滤过

七叶内酯

图2-2 秦皮中七叶内酯和七叶苷的提取分离流程

（三）鉴定

1.荧光试验 取七叶内酯和七叶苷的甲醇溶液分别滴于滤纸上，在紫外灯下观察荧光的颜色，然后在原斑点上滴加1滴NaOH溶液，观察荧光的变化。

2.异羟肟酸铁试验 取七叶内酯和七叶苷的甲醇溶液1~2 ml分别置于试管中，加入盐酸羟胺甲醇溶液2~3滴，再加1% NaOH溶液2~3滴，在水浴中加热数分钟，至反应完全，冷却，再用盐酸调pH 3~4，加1% $FeCl_3$试剂1~2滴，观察现象。

3.重氮化反应 取七叶内酯和七叶苷的甲醇溶液1~2 ml分别置于试管中，加入5%碳酸钠溶液4滴，水浴加热几分钟，放冷后加入重氮化试剂甲乙各3滴，观察现象。

4.薄层色谱

吸附剂：硅胶G板。

展开剂：甲苯∶甲酸甲酯∶甲酸（5∶4∶1）。

样品：七叶内酯和七叶苷的甲醇溶液。

对照品：标准七叶内酯和七叶苷的甲醇溶液。

显色剂：紫外灯下观察荧光。

四、实训说明与体会

（1）95%乙醇为溶剂，可将七叶内酯和七叶苷提取，同时，可能带入一些脂溶性杂质；在热水条件下，用三氯甲烷洗涤浓缩液，目的是除去脂溶性杂质；乙酸乙酯萃取将苷元和苷分离。

（2）商品秦皮混杂品种较多，有些伪品中不含七叶内酯、七叶苷，因此在选择原料时应注意鉴定真伪；萃取过程应注意避免乳化，以轻轻旋转式萃取为宜；加无水硫酸钠的目的是为了脱水，因此，盛放乙酸乙酯的容器应干燥。

五、实训思考

（1）常压蒸馏和减压蒸馏各应如何进行？

（2）萃取操作应注意的问题有哪些？

（3）秦皮中的七叶内酯和七叶苷除了采用乙醇提取外，还可用何种方法提取？请设计流程。

实训四　大黄中蒽醌的提取分离与鉴定

一、实训目的

掌握　回流法、pH梯度萃取法对大黄中游离蒽醌进行提取和分离的操作技术；蒽醌类成分的化学检识方法。

二、仪器与材料

1.仪器　圆底烧瓶、水浴、回流装置、蒸发皿、分液漏斗、抽滤装置、试管等。

2.材料　大黄粗粉、乙醇、二氯甲烷、5% NaHCO₃、5% Na₂CO₃、HCl、NaOH、醋酸镁等。

三、实训内容与操作步骤

大黄系蓼科植物掌叶大黄、唐古特大黄和药用大黄的干燥根和根茎。大黄中含有多种游离羟基蒽醌类化合物及其糖苷，总含量2%~5%。结构见图2-3所示。

本实训是根据大黄中的羟基蒽醌类化合物可溶于乙醇、三氯甲烷而被提出，再利用各羟基蒽醌类化合物酸性不同，采用pH梯度萃取法分离而得到各单体苷元。

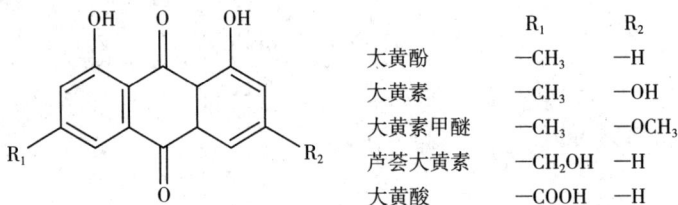

	R₁	R₂
大黄酚	—CH₃	—H
大黄素	—CH₃	—OH
大黄素甲醚	—CH₃	—OCH₃
芦荟大黄素	—CH₂OH	—H
大黄酸	—COOH	—H

图2-3　大黄中5种游离羟基蒽醌化合物的结构

（一）游离羟基蒽醌类化合物的提取

称取大黄粗粉30 g，加乙醇150 ml，水浴上回流提取40分钟，4层纱布过滤。药渣继续用乙醇100 ml回流提取20分钟，过滤。合并两次乙醇提取液于蒸发皿中，水浴上浓缩至浸膏。将浸膏加二氯甲烷50 ml溶解，滤纸过滤，得二氯甲烷液（图2-4）。

（二）大黄酸、大黄素的分离

大黄酸、大黄素的分离采用pH梯度萃取法。

将50 ml二氯甲烷液装入分液漏斗中，加5% $NaHCO_3$ 液50 ml分两次萃取（30 ml、20 ml），合并两次 $NaHCO_3$ 液，加HCl调至pH 2~3，放置析晶。抽滤，得到大黄酸结晶。二氯甲烷液继续加5% Na_2CO_3 液50 ml分两次萃取（30 ml、20 ml），合并两次 Na_2CO_3 液，加HCl调至pH 2~3，放置析晶。抽滤，得到大黄素结晶（图2-4）。

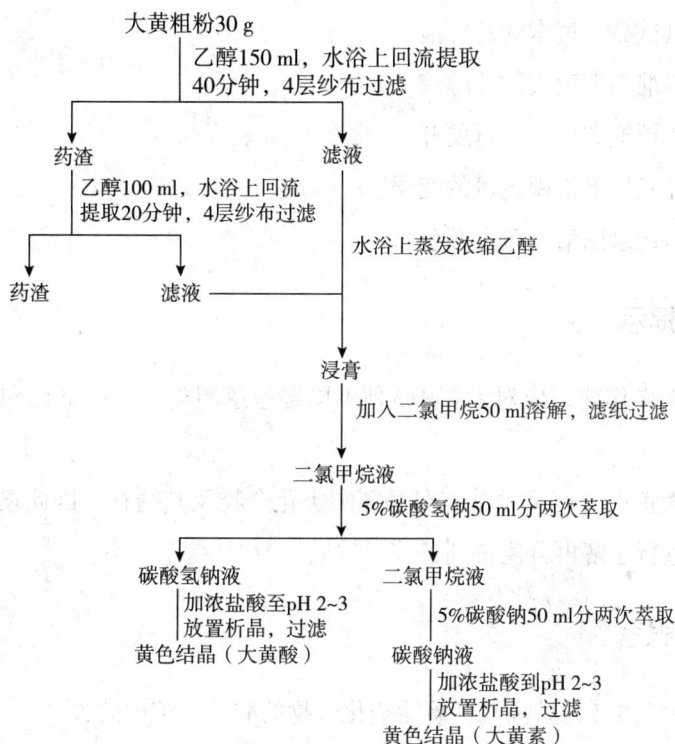

图2-4　大黄中游离羟基蒽醌类化合物的提取及大黄酸和大黄素的分离流程

（三）鉴定

1.化学鉴定

（1）升华反应　用牙签挑取大黄粉末少许于载玻片上，上面两侧搭两根牙签，再加一层载玻片，一并置于三脚架上，下面移动酒精灯加热，直至看到上面一层载玻片上有淡黄色结晶物出现。取下上层载玻片，翻转后加碱液变红色。

（2）碱液反应　分别挑取大黄酸、大黄素各结晶少许，置于两支试管中，加1 ml乙醇溶解，加几滴NaOH后显红色，再加几滴HCl后褪色。

（3）醋酸镁反应　取两张滤纸片，上面滴加大黄酸、大黄素各结晶的乙醇液2滴，其中1滴上加醋酸镁试剂1滴，另外一滴为对照，用吹风机吹干，观察现象。可见斑点显橙红色。

2.色谱鉴定

取少许大黄素精品，用2 ml乙醇溶解，制成样品溶液。

吸附剂：硅胶GF_{254}

展开剂：石油醚∶乙酸乙酯（7∶3）

供试品：供试品大黄素的乙醇液

对照品：标准品大黄素的乙醇液

展开方式：预饱和后，上行展开。

显色：紫外光灯下检视色斑的变化。

观察记录：记录图谱及斑点颜色。

四、实训提示

（1）在实训操作前，应对大黄中5种不同羟基蒽醌类成分的酸性和极性进行比较和分析。

（2）由于大黄中含有多种游离羟基蒽醌类化合物及其糖苷，因此在乙醇提取后如能先将蒽醌苷进行水解再分离得到各苷元效果更为理想。

五、实训思考

（1）简述大黄中5种游离羟基蒽醌类化合物的酸性与结构的关系。

（2）大黄中5种游离羟基蒽醌类化合物的极性如何？薄层鉴别时比移值顺序如何？

实训五　槐米中黄酮的提取分离与鉴定

一、实训目的

掌握　碱溶酸沉法和结晶法对槐米中的芸香苷进行提取分离的操作技术；酸水解对槐米中芸香苷进行水解的操作技术；薄层色谱法和化学法鉴定芸香苷和槲皮素的操作技术。

二、仪器与材料

1.仪器　乳钵、烧杯、酒精灯、纱布、抽滤装置、三角烧瓶、漏斗、试管、层析槽、紫外光分析仪等。

2.材料　槐米、硼砂、石灰水、盐酸、稀硫酸、镁粉、三氯化铝试剂、醋酸镁试剂、α–萘酚–硫酸试剂、斐林试剂、自制的芸香苷和槲皮素乙醇液、乙酸乙酯、甲酸等。

三、实训内容与操作步骤

槐米系豆科植物槐 *Sophora japonica* L.的干燥花蕾。能凉血止血，清肝泻火。用于便血，痔疮出血，尿血，吐血，高血压症等。其有效成分为芸香苷，属于黄酮类成分，又称芦丁（rutin）。含量可高达12%~20%；但花蕾开放后，含量大大降低。芦丁在植物界分布较广，荞麦叶、烟叶、蒲公英等几十种植物中均含有芦丁。尤以槐米和荞麦中含量最高，以芦丁为原料可制备槲皮素（quercetin）。药理作用表明芸香苷有调节毛细血管渗透作用，临床上可用于毛细血管脆弱引起的出血症，常作为高血压症的辅助治疗药。

（一）主要成分的理化性质

芸香苷结构为槲皮素–O–芸香糖苷（图2-5）。为淡黄色粉末或细针状结晶，含3分子结晶水（$C_{27}H_{30}O_{16} \cdot 3H_2O$），m.p. 177~178℃，无水物m.p. 188~190℃。溶解度：冷水中的溶解度为1:10000，沸水中1:200，冷乙醇1:650，沸乙醇1:60，沸甲醇中1:7，可溶于丙酮、乙酸乙酯、吡啶及碱液中，不溶于三氯甲烷、乙醚、苯及石油醚。

芸香苷水解后得到槲皮素，槲皮素为黄色针状结晶（稀乙醇），含2分子结晶水

（$C_{15}H_{10}O_7 \cdot 3H_2O$），m.p. 313~314℃（分解），无水物m.p. 316℃。溶解度：热乙醇中1:23，冷乙醇中1:300，可溶于甲醇、丙酮、乙酸乙酯、吡啶与冰醋酸等，不溶于水、三氯甲烷、乙醚、苯与石油醚等。

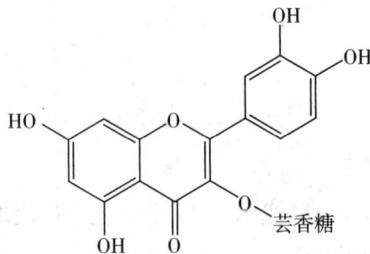

图2-5 芸香苷的结构

（二）芸香苷的提取分离

芸香苷分子中具有酚羟基，显弱酸性，能与碱成盐而溶于碱液中，加酸酸化后又可沉淀析出，因此可用碱溶酸沉法提取芸香苷。也可根据在热水中溶解度大，冷水中溶解度小的性质采用沸水提取法。芸香苷的精制可根据其在冷、热水（或冷、热乙醇）中溶解度相差悬殊的性质进行。

芸香苷分子中因有邻二酚羟基结构，暴露在空气中可被缓慢氧化变为暗褐色，在碱性条件下更易氧化分解。硼酸盐能与其邻二酚羟基结合，起到保护作用，因此碱性溶液中加热提取芸香苷时，常加入少量硼砂。提取方法如图2-6所示。

1.芸香苷的提取（碱溶酸沉法） 称取槐米粗粉15 g（压碎），加约150 ml 0.4%硼砂水溶液，搅拌下加入石灰乳调至pH 8~9，并保持该pH微沸20分钟，随时补充失去的水分和保持pH 8~9，趁热用4层纱布滤过，残渣同法再提取一次（第二次加硼砂水溶液100 ml，无需加石灰乳），合并两次滤液，用浓盐酸调pH 2~3，搅拌，静置过夜使沉淀完全，减压抽滤，沉淀用蒸馏水洗涤2~3次，抽干，室温下晾干得粗品芦丁。称重。

2.芸香苷的精制 取粗制芸香苷，加蒸馏水300 ml，煮沸至芦丁全部溶解，趁热抽滤，滤液冷却析出结晶，抽滤，得芦丁精制品。

3.芸香苷的水解 芸香苷精品留少许加乙醇溶解做化学鉴定和薄层色谱鉴定。其余精品置150 ml三角烧瓶中，加稀硫酸溶液40 ml，酒精灯直火加热微沸至析出的沉淀不再增多为止，放冷，滤纸滤过，保存滤液做糖的化学鉴别，鲜黄色沉淀为苷元槲皮素。用蒸馏水洗至中性，抽干水分，晾干，称重。得粗制槲皮素。

槐米粗粉

加约150 ml 0.4%硼砂水溶液，搅拌下加入石灰乳至pH 8～9，并保持该pH值煮沸20分钟，4层纱布趁热滤过，反复2次（第二次加硼砂100 ml）

碱水提取液　　　　　　　　　药渣

在60～70℃下，用浓盐酸调pH 2～3，搅拌，静置放冷，滤过，水洗至洗液呈中性，60℃干燥

滤液　　　　　　　　　　　沉淀

水或乙醇重结晶

芸香苷结晶

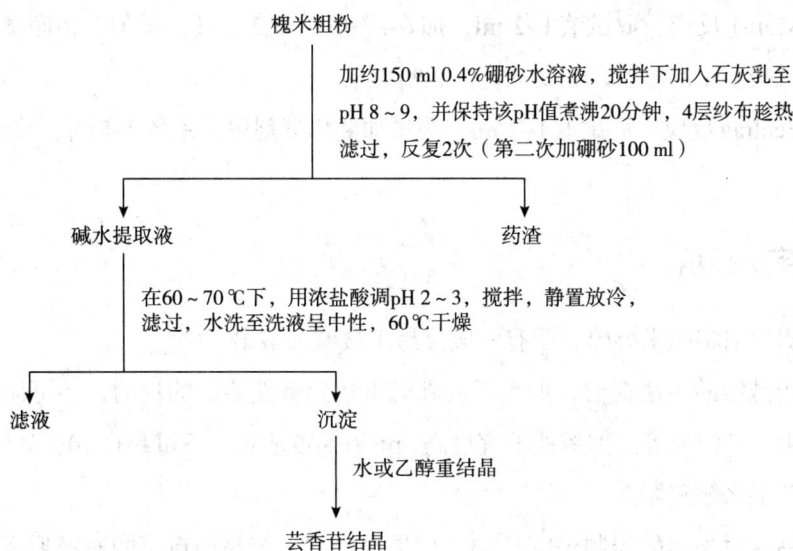

图2-6　碱溶酸沉法提取、精制槐米中芸香苷的工艺流程

（三）鉴定

1.化学鉴定　取少许芸香苷精品，用5~6 ml乙醇（水浴加热）溶解，制成样品溶液，按下列方法进行试验，观察反应现象。

（1）盐酸–镁粉反应　溶液分别置于两试管中，加入金属镁粉少许，浓盐酸2~3滴，观察并记录颜色变化。

（2）三氯化铝纸片反应　取两张滤纸片，分别滴两滴芦丁的乙醇溶液，然后其中一滴加1%三氯化铝醇溶液1滴，于紫外光灯下观察荧光变化，记录现象。

（3）氨熏试验　取两张滤纸片，分别滴两滴芸香苷的乙醇溶液，然后将其中1滴滴有供试液的部位倒扣在盛有氨水的瓶口，观察并记录颜色变化。

2.色谱鉴定（芸香苷和槲皮素的薄层色谱鉴定）

吸附剂：硅胶GF_{254}。

展开剂：乙酸乙酯：甲醇：水（10：2：3）上层。

供试品：实训产品芦丁精品和槲皮素粗品的乙醇液。

对照品：标准品芦丁和槲皮素的乙醇液。

展开方式：预饱和后，上行展开。

显色：紫外光灯下检视色斑的变化。

观察记录：记录图谱及斑点颜色。

3.糖的化学鉴别　水解后的糖液加NaOH调至中性做以下反应。

（1）Molish反应　取试液1~2 ml，加 α–萘酚试剂2~3滴，摇匀，稍倾试管沿试管壁滴加浓硫酸1 ml，勿摇，竖立试管，观察现象。

（2）Fehling反应　取试液1~2 ml，等量加斐林试剂甲、乙各4~8滴，沸水浴加热，观察现象。

四、实训提示

（1）提取前将槐米捣碎，使有效成分易于被碱水溶出。

（2）用碱溶酸沉法提取，加入石灰乳既可达到碱性溶解的目的，还可以除去槐米中的多糖类、黏液质等，但碱性不宜过高，pH在8~9适宜，不可超过10；如碱性太强，加热可使芦丁水解破坏。

（3）酸化时加盐酸控制pH在2~3，如果pH < 2，容易使芦丁的醚键形成铚盐，使析出的沉淀又重新溶解，降低产品收率。

（4）提取液中加入0.4%硼砂水的目的：硼砂可以与邻二酚羟基络合，保护邻二酚羟基不被氧化破坏；保护邻二酚羟基不与钙离子络合，使芸香苷不受损失；同时还具有调节碱性水溶液pH的作用。

（5）以热水或乙醇重结晶的依据：芸香苷在热水和热乙醇中溶解度较大，在冷水及冷乙醇中溶解度较小。

五、实训说明与体会

（1）碱溶酸沉法提取时，注意控制pH大小，碱性、酸性不能太强。

（2）重结晶是利用冷热时溶解度相差悬殊进行，必须趁热抽滤。

（3）芸香苷水解时应注意观察，使水解完全。

六、实训思考

（1）槐米中提取芸香苷的过程中为什么要使用硼砂水溶液？调节pH 8~9，为什么使用石灰水？使用浓盐酸调节pH 2~3时，为何不能将pH调节至2以下？

（2）试解释在水解过程中出现的浑浊→澄清→浑浊现象的原因。

（3）试验中的色谱的原理是什么？解释化合物结构与R_f值的关系。

（4）怎样正确鉴定芸香苷？

实训六　八角茴香和丁香中挥发油的提取分离与鉴定

一、实训目的

掌握　挥发油含量测定器提取药材中挥发油并测定含量的方法；薄层色谱法鉴定挥发油中化学成分的方法。

二、仪器与材料

1.仪器　挥发油含量测定器、酒精灯、层析槽、毛细管、滴管等。

2.材料　八角茴香、丁香、硅胶H、CMC–Na、石油醚、乙酸乙酯、香草醛–浓硫酸试剂等。

三、实训内容与操作步骤

（一）主要成分的理化性质

八角茴香为木兰科植物八角茴香 *Illicium verum* Hook. f. 干燥成熟果实，含挥发油约5%。主要成分是茴香脑。茴香脑为白色结晶，熔点21.4℃，溶于苯、乙酸乙酯、丙酮、二硫化碳及石油醚，几乎不溶于水，茴香脑占总挥发油80%~90%。此外，尚有少量甲基胡椒酚（methylchavicol）、茴香醛（anisaldehyde）、茴香酸（anisaldehyde）等。

丁香为桃金娘科蒲桃属植物丁香 *Eugenia caryophyllata* Thun. b 花蕾和果实，挥发油中主要含有丁香油酚（eugenol）、乙酰丁香油酚、β–石竹烯（β–caryophyllene），以及甲基正戊基酮、水杨酸甲酯、葎草烯（humulene）、苯甲醛、苄醇、间甲氧基苯甲醛、乙酸苄酯、胡椒酚（chavicol）、α–衣兰烯（α–ylangene）等。

（二）提取与分离

挥发油具有挥发性，可利用水蒸气蒸馏法提取，在实训时可使用挥发油提取器提取挥发油。挥发油的组成成分复杂，常含有烷烃、烯烃、醇、酚、醛酮、酸等官能团。

因此，可以采用薄层色谱法对其进行鉴定，根据挥发油各类成分的极性不同，一般不含氧的萜烃类化合物极性小，在薄层板上可被石油醚较好地展开。而含氧的化合物极性较大，可被石油醚与乙酸乙酯混合溶剂较好地展开。为了使挥发油中各组分能在同一块薄层板上进行分离，可采用单向二次色谱法展开。

前两大组：称取八角茴香50 g，置于挥发油含量测定器烧瓶中，加适量蒸馏水，连接挥发油测定器，自测定器上端加水使充满刻度部分，并使溢流入烧瓶时为止，连接回流冷凝管。缓缓加热至沸提取，至测定器中油量不再增加，停止加热，放冷，分取油层，计算得率。注意：八角茴香油比水轻，在水上面。

后两大组：称取丁香50 g，置于挥发油含量测定器烧瓶中，同八角茴香油提取方法提取丁香油。注意：丁香油比水重，在水下面。

（三）检识

1. 油斑试验 将挥发油滴1滴在滤纸片上，常温或加热观察油斑是否消失。

2. 单向二次展开薄层色谱 取制好的硅胶 H–CMC–Na 板一块，在距底边1.5 cm、板长1/2处、5/6处分别用铅笔画出起始线、中线及前沿。将挥发油点在起始线上，先在石油醚–乙酸乙酯（85:15）展开剂中展开至薄板中线时取出，挥去展开剂，再以石油醚展开至前沿时取出，挥去展开剂，喷以香草醛–浓硫酸显色剂显色，然后105℃加热数分钟后，观察斑点的数量、位置及颜色，初步推测挥发油中可能含有的化学成分的数量。

四、实训说明与体会

（1）挥发油提取器装置分为两种。一种适用于相对密度小于1.0的挥发油测定；一种用于测定相对密度大于1.0的挥发油。《中国药典》（2015年版）规定，测定相对密度大于1.0的挥发油，也可在相对密度小于1.0的测定器中进行。其方法是在加热前，预先加入1 ml二甲苯于测定器中，然后进行水蒸气蒸馏，使蒸出的相对密度大于1.0的挥发油溶于二甲苯中，由于二甲苯的相对密度为0.8969，一般能使挥发油与二甲苯的混合物浮于水面。计算挥发油的含量时，扣除加入二甲苯的体积即可。

（2）提取完毕，须待油水完全分层后，再将挥发油放出。

（3）进行单向二次展开时，在第一次展开后，应将展开剂完全挥去，再进行第二次展开，否则将改变第二次展开剂的极性，从而影响分离效果。

五、实训思考

（1）用挥发油测定器提取挥发油应注意哪些问题？

（2）挥发油的单向二次展开时，为什么先用石油醚与乙酸乙酯的混合溶剂进行第一次展开，再用石油醚进行第二次展开？

实训七　甘草中三萜皂苷的提取分离与鉴定

一、实训目的

掌握　从甘草中提取、制备甘草酸铵盐及单钾盐的原理和方法；甘草酸的化学性质和检识方法。

二、仪器与材料

1.仪器　烧杯、酒精灯、玻璃棒、圆底烧瓶、冷凝管、橡胶管、蒸发皿、试管、色谱柱等。

2.材料　甘草粗粉、蒸馏水、丙酮、20%KOH、20%KOH、乙醇、5% H_2SO_4、三氯甲烷、氧化铝等。

三、实训内容与操作步骤

（一）主要成分的理化性质

甘草酸（glycyrrhizic acid），又称甘草甜素，属于三萜皂苷类化合物，分子式 $C_{42}H_{62}O_{16}$，分子量822.92，甘草酸易溶于水和稀氨水，加酸可沉淀析出，是由甘草次酸和2分子葡萄糖醛酸所组成，在甘草中含量为5%~11%。是甘草中最主要的活性成分。甘草制剂及甘草酸具肾上腺皮质激素样作用；具解毒作用。解毒的机制为甘草酸对毒物有吸附作用，其水解产生的葡萄糖醛酸能与毒物结合；对消化性溃疡有较好的疗效；可通过中枢产生镇咳作用。

（二）提取与分离

1.甘草酸粗品的提取（图2-7）

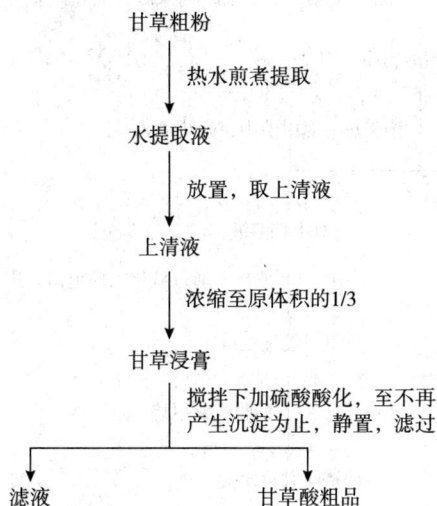

甘草粗粉

↓ 热水煎煮提取

水提取液

↓ 放置，取上清液

上清液

↓ 浓缩至原体积的1/3

甘草浸膏

↓ 搅拌下加硫酸酸化，至不再产生沉淀为止，静置，滤过

滤液　　　　　甘草酸粗品

图2-7　甘草酸粗品的提取流程

2.甘草酸单钾盐的制备（图2-8）

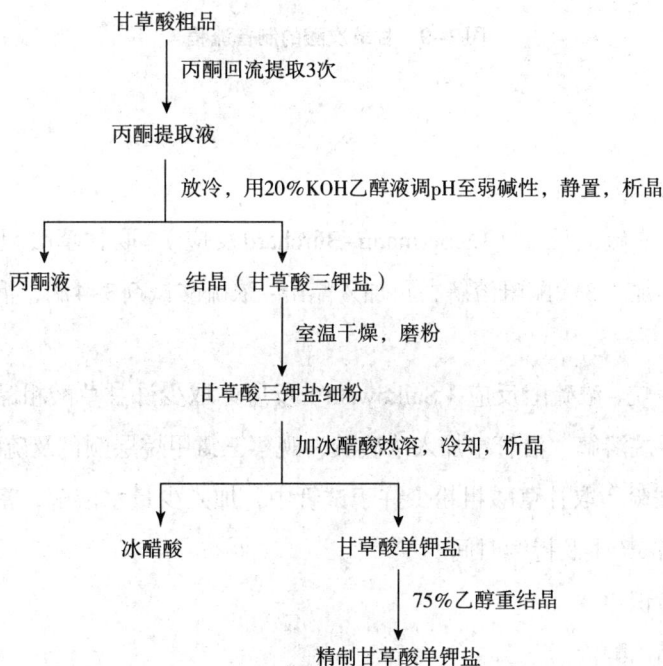

甘草酸粗品

↓ 丙酮回流提取3次

丙酮提取液

↓ 放冷，用20％KOH乙醇液调pH至弱碱性，静置，析晶

丙酮液　　　　结晶（甘草酸三钾盐）

↓ 室温干燥，磨粉

甘草酸三钾盐细粉

↓ 加冰醋酸热溶，冷却，析晶

冰醋酸　　　　甘草酸单钾盐

↓ 75％乙醇重结晶

精制甘草酸单钾盐

图2-8　甘草酸单钾盐的制备流程

43

3.甘草次酸的制备（图2-9）

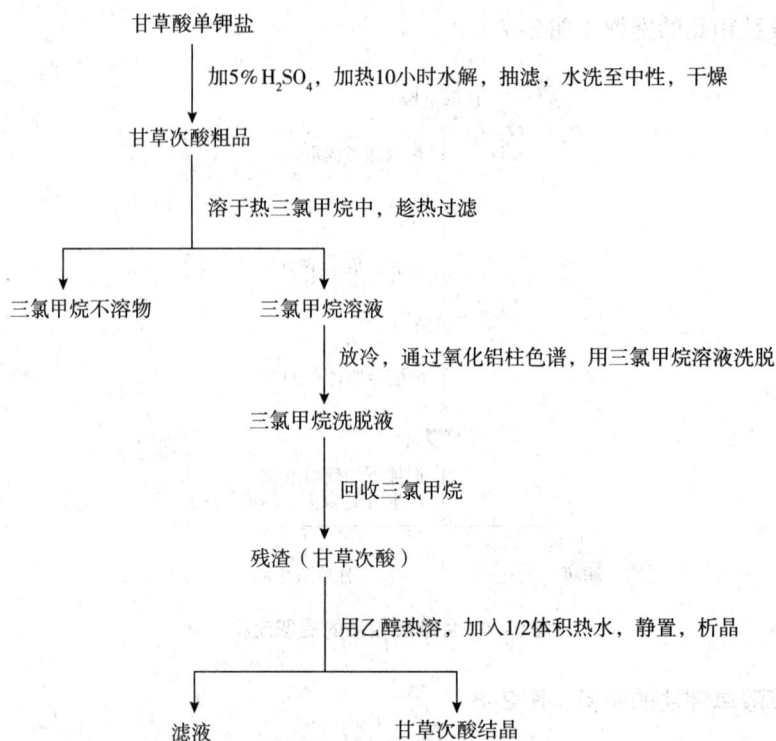

甘草酸单钾盐

加5% H_2SO_4，加热10小时水解，抽滤，水洗至中性，干燥

甘草次酸粗品

溶于热三氯甲烷中，趁热过滤

三氯甲烷不溶物　　三氯甲烷溶液

放冷，通过氧化铝柱色谱，用三氯甲烷溶液洗脱

三氯甲烷洗脱液

回收三氯甲烷

残渣（甘草次酸）

用乙醇热溶，加入1/2体积热水，静置，析晶

滤液　　　　甘草次酸结晶

图2-9　甘草次酸的制备流程

（三）鉴定

甘草酸的检识方法如下。

（1）醋酐-浓硫酸反应（Liebermann-Burchard反应）　取甘草酸粗品0.1~0.2 mg，放于反应板上，加入3滴醋酐溶解，再加入醋酐-浓硫酸试剂3~4滴，混合均匀，观察颜色变化。

（2）三氯甲烷-浓硫酸反应（Salkowski）反应　取少许甘草酸粗品，放于试管中加入少量三氯甲烷溶解，沿管壁加入浓硫酸，观察三氯甲烷层颜色及硫酸层荧光颜色。

（3）泡沫试验　取甘草酸粗粉少许于试管中，加入少量水溶解，密塞，用力振摇1分钟，观察泡沫产生及持续时间。

（4）TLC检识

样品：样品乙醇液。

对照品：甘草酸单钾盐乙醇液。

固定相：硅胶 GF_{254}。

展开剂：正丁醇∶醋酸∶水（7∶1∶2）上层。

结果：紫外灯下可见暗紫色斑点。

四、实训说明与体会

甘草中的甘草酸以钾或钙盐形式存在，易溶于水，利用水作为提取溶剂提取甘草酸。甘草酸呈酸性，在酸性条件下水溶性下降可析出沉淀得到甘草酸粗品。甘草酸与氢氧化钾生成甘草酸三钾盐，在丙酮与乙醇混合溶剂中难溶而析晶。此盐溶于热冰醋酸后生成甘草酸单钾盐，难溶于冷冰醋酸而析晶。甘草酸单钾盐的精制是利用其在乙醇中溶解度相差悬殊的性质进行的。甘草次酸的制备是利用甘草酸在5%硫酸溶液中，加压、110~120℃进行水解而得到的。

五、实训思考

（1）从甘草中提取甘草酸的原理是什么？

（2）由甘草酸制备甘草次酸，需要的反应条件有哪些？

实训八　黄连中生物碱的提取分离与鉴定

一、实训目的

1.掌握　煎煮法、盐析法和结晶法对黄连中的小檗碱进行提取分离的操作技术；化学法和纸色谱法鉴定小檗碱的方法。

2.熟悉　基本操作过程及注意事项。

二、仪器与材料

1.仪器　烧杯、玻璃漏斗、毛细管、层析缸、试管等。

2.材料　黄连粗粉、石灰乳、HCl、NaCl、NaOH、H_2SO_4、HNO_3、丙酮、醋酸、盐酸小檗碱对照品等。

三、实训内容与操作步骤

（一）主要成分的理化性质

小檗碱又名黄连素，分子式$C_{20}H_{18}NO_4$，分子量336.37。自水或稀乙醇中结晶得到的小檗碱为黄色针状结晶，盐酸小檗碱为黄色小针状结晶。小檗碱能微溶于冷水（1:20），易溶于热水和热乙醇，难溶于丙酮、二氯甲烷、苯。盐酸小檗碱微溶于冷水，易溶于热水，不溶于冷乙醇、二氯甲烷和乙醚。

（二）提取与分离

小檗碱的提取分离是利用小檗碱可溶于水，盐酸小檗碱几乎不溶于水的性质，通过用石灰水溶液提取小檗碱，再用浓盐酸将生物碱转化成为小檗碱盐酸盐，再结合盐析法使结晶析出。黄连中小檗碱的提取分离流程见图2-10所示。

（三）鉴定

1.丙酮缩合反应　取盐酸小檗碱少许，加蒸馏水2 ml，加热溶解，加稀NaOH液2滴，放冷，加丙酮数滴即产生黄色丙酮小檗碱的沉淀。

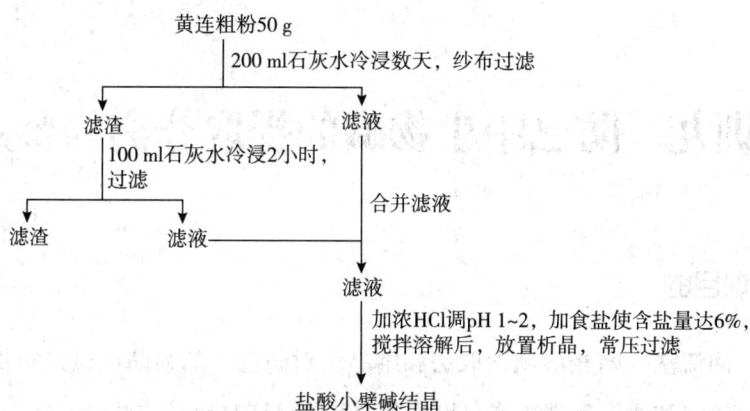

图2-10　黄连中盐酸小檗碱的提取分离流程

2.浓硝酸氧化反应　取盐酸小檗碱少许，加稀 H_2SO_4 液 2 ml 溶解，加浓 HNO_3 少许，显樱红色。

3.纸色谱鉴定

展开剂：3.6% 的醋酸水 20 ml。

显色剂：紫外灯下观察荧光或自然光下观察黄色斑点。

试样：自制盐酸小檗碱的乙醇液。

对照品：标准盐酸小檗碱的乙醇液。

四、实训说明与体会

（1）用石灰水作为提取溶剂，可以使小檗碱游离，并且可以沉淀果胶、黏液质等多糖杂质。

（2）加氯化钠的目的是利用盐析的作用降低盐酸小檗碱在水中的溶解度，其浓度不超过10%，否则会造成细小的盐酸小檗碱结晶呈悬浮状而给过滤造成困难。盐析用的食盐尽可能选用杂质较少、纯度较高的食盐。

五、实训思考

（1）写出小檗碱提取分离流程，并说明各步骤的原理。

（2）分析每一步骤中小檗碱的存在形式。

（3）说出提取过程中所用试剂的作用。

实训九　防己中生物碱的提取分离与鉴定

一、实训目的

1.掌握　回流法、两相溶剂萃取法和结晶法对防己中的粉防己碱进行提取分离的操作技术；化学法和薄层色谱法鉴定粉防己碱和防己诺林碱的方法。

2.熟悉　基本操作过程及注意事项。

二、仪器与材料

1.仪器　圆底烧瓶、恒温水浴、冷凝管、三角烧瓶、分液漏斗、烧杯、试管、层析槽等。

2.材料　防己粗粉、乙醇、HCl、二氯甲烷、氨水、无水 Na_2SO_4、丙酮、苯、碘化铋钾试剂、碘化汞钾试剂、硅钨酸试剂、甲醇、改良碘化铋钾试剂、硅胶、粉防己碱及防己诺林碱对照品等。

三、实训内容与操作步骤

（一）主要成分的理化性质

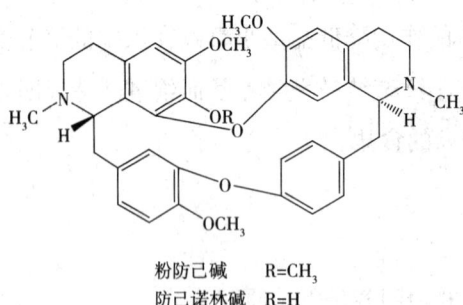

粉防己碱　　R=CH₃
防己诺林碱　R=H

图2-11　粉防己碱和防己诺林碱结构　　　　图2-12　回流提取装置

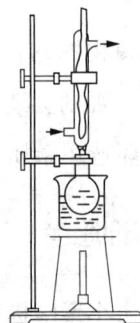

防己中主要含有粉防己碱和防己诺林碱，其结构如图2-11所示。粉防己碱又称汉防己甲素，汉防己碱，分子式 $C_{38}H_{42}N_2O_6$，分子量622.73。无色针晶（乙醚），熔点217~218℃，易溶于乙醚、乙醇、二氯甲烷等有机溶剂，不溶于水和石油醚。

防己诺林碱又称汉防己乙素、去甲汉防己碱。分子式$C_{37}H_{42}N_2O_6$，分子量608.71。六面体粒状结晶，熔点237~238℃（丙酮）。

（二）提取

利用乙醇提取总生物碱，采用酸溶碱沉法从提取液中分离出生物碱粗品。防己中粉防己碱和防己诺林碱的回流提取装置如图2-12所示，提取流程如图2-13所示。

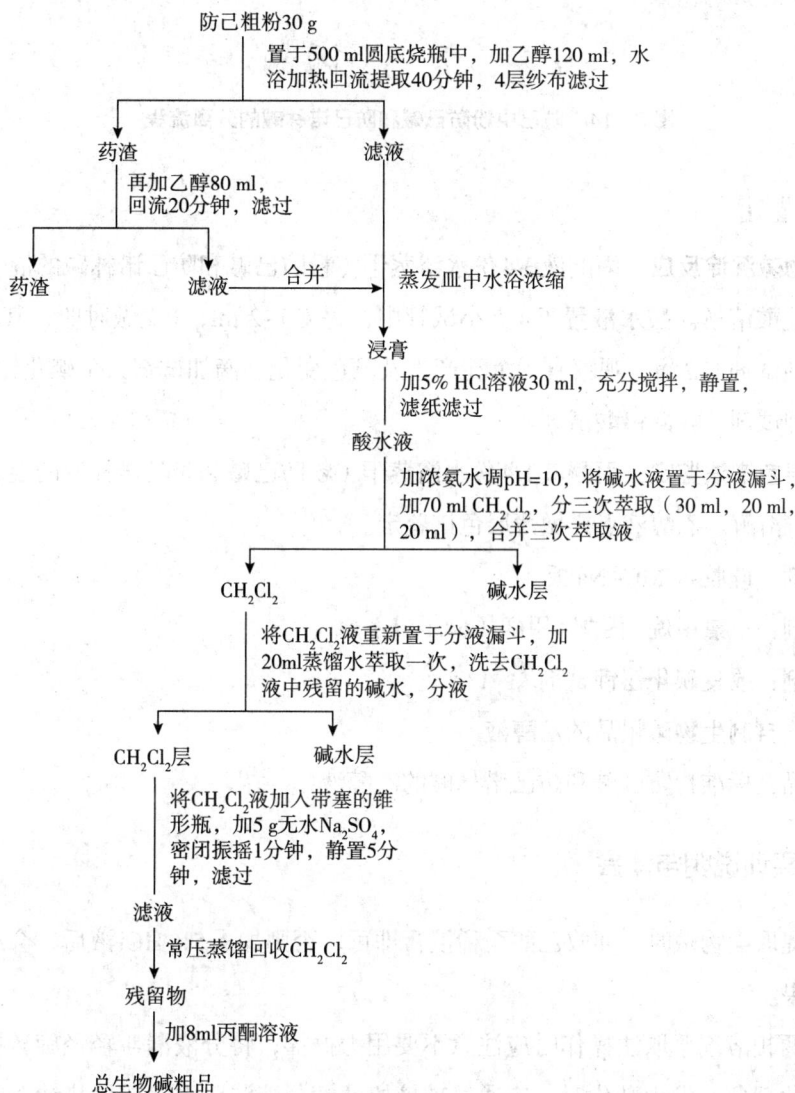

防己粗粉30 g
置于500 ml圆底烧瓶中，加乙醇120 ml，水浴加热回流提取40分钟，4层纱布滤过

药渣
再加乙醇80 ml，回流20分钟，滤过

滤液

药渣　　　滤液　合并　蒸发皿中水浴浓缩

浸膏
加5% HCl溶液30 ml，充分搅拌，静置，滤纸滤过

酸水液
加浓氨水调pH=10，将碱水液置于分液漏斗，加70 ml CH_2Cl_2，分三次萃取（30 ml，20 ml，20 ml），合并三次萃取液

CH_2Cl_2　　　　　碱水层
将CH_2Cl_2液重新置于分液漏斗，加20ml蒸馏水萃取一次，洗去CH_2Cl_2液中残留的碱水，分液

CH_2Cl_2层　　　　碱水层
将CH_2Cl_2液加入带塞的锥形瓶，加5 g无水Na_2SO_4，密闭振摇1分钟，静置5分钟，滤过

滤液
常压蒸馏回收CH_2Cl_2

残留物
加8ml丙酮溶液

总生物碱粗品

图2-13　防己中粉防己碱和防己诺林碱的提取工艺流程

（三）分离

防己诺林碱比粉防己碱多一个酚羟基，极性略高，在苯中的溶解度小于粉防己碱，可利用两者在冷苯中的溶解度的不同而相互分离（图2-14）。

```
                          总生物碱
                             │ 置于三角烧瓶中，加入5~6倍量的苯冷浸，
                             │ 时时振摇，室温浸1小时，滤过
          ┌──────────────────┴──────────────────┐
        不溶物                                 苯溶液
          │ 丙酮溶解重结晶                        │ 回收苯
        结晶                                   残渣
     （防己诺林碱）                               │ 丙酮溶解重结晶
                                              结晶
                                           （粉防己碱）
```

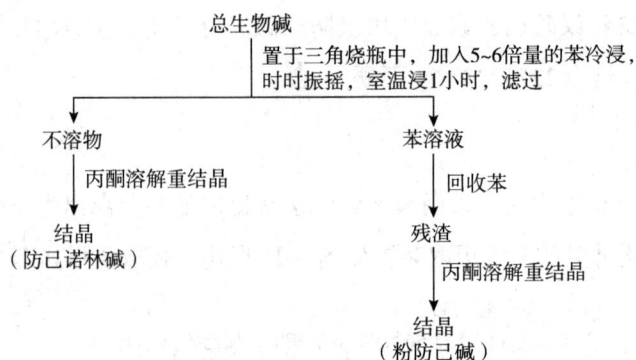

图2-14　防己中粉防己碱和防己诺林碱的分离流程

（四）鉴定

1.生物碱沉淀反应　丙酮液3/4份水浴蒸干（粉防己碱和防己诺林碱的混合物）加4~8 ml稀盐酸溶解。酸水液置于4支小试管中，每支1~2 ml，1支做对照，其余3支分别滴加下列试剂1~2滴，观察有无沉淀产生及颜色变化。滴加试剂：①碘化铋钾试剂；②碘化汞钾试剂；③硅钨酸试剂。

2.薄层色谱法鉴定　丙酮液1/4份水浴蒸干（粉防己碱和防己诺林碱的混合物）加1~2 ml乙醇溶解。乙醇液点样做薄层色谱鉴定。

吸附剂：硅胶–CMC–Na板

展开剂：三氯甲烷∶丙酮∶甲醇（6∶1∶1）

显色剂：改良碘化铋钾试剂

试样：自制生物碱粗品的乙醇液

对照品：标准粉防己碱和防己诺林碱的乙醇液

四、实训说明与体会

（1）提取生物碱时，回收乙醇至稀浸膏即可，否则加入5% HCl液后，会结块而影响提取效果。

（2）两相溶剂萃取法操作时应注意不要用力振摇，将分液漏斗轻轻旋转摇动，以免发生乳化现象。发生乳化时，应通过玻璃棒摩擦分液漏斗内壁或用热纱布敷分液漏斗来及时破乳。在进行两相溶液萃取时，力求萃取完全，提尽生物碱，防止生物碱丢失而影响收率。

五、实训思考

（1）粉防己碱和防己诺林碱在结构与性质上有何异同点，怎样利用它们进行提取分离？

（2）通过提取分离防己中的粉防己碱和防己诺林碱，试述两相溶剂萃取法的原理是什么？

（3）用生物碱沉淀反应鉴定粉防己碱时，为什么选用三种生物碱沉淀试剂？操作时要注意哪些问题？

实训十　中药成分预试验

一、实训目的

1.**掌握**　中药分离与纯化技术成分预试验的基本操作；预试验记录和实训报告的正确书写方法。

2.**熟悉**　化学成分检查结果的分析判断。

二、仪器与材料

1.**仪器**　三角烧瓶、恒温水浴、烧杯、回流装置、蒸发皿、分液漏斗、滴管、试管等。

2.**材料**　药材粗粉、Molish试剂、Fehling试剂、乙醇、镁粉、HCl、$AlCl_3$、氨水、NaOH、乙酸镁、碘化铋钾、碘化汞钾、硅钨酸、乙酸乙酯、异羟肟酸铁试剂、重氮化试剂、醋酐-浓硫酸试剂、3，5-二硝基苯甲酸试剂、三氯化铁-冰醋酸试剂、石油醚等。

三、实训内容与操作步骤

天然药物中所含的成分是十分复杂的，为了减少实训中各成分的相互干扰，常用石油醚、乙醇、水三种溶剂，分别同时提取，分别对各部分进行处理，然后检查其可能含有的成分类型。

（一）水提液

取药材粗粉2 g，加蒸馏水20 ml，水浴温浸30分钟，滤纸滤过，滤液作为供试液用来检查糖和苷类的存在。药材水提流程如图2-15所示。

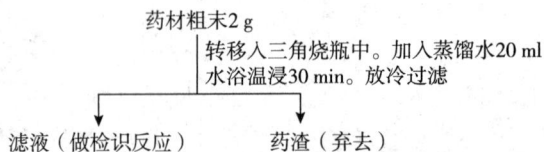

药材粗末2 g

转移入三角烧瓶中。加入蒸馏水20 ml
水浴温浸30 min。放冷过滤

滤液（做检识反应）　　　　药渣（弃去）

图2-15　药材水提流程

（1）Molish 反应　取 1 ml 供试液于试管中，加 3~4 滴 α–萘酚，振荡均匀，沿着管壁缓慢滴加等体积的浓硫酸，观察到溶液分层，且中间环为紫红色。

（2）Fehling 反应　取 1 ml 供试液于试管中，滴加斐林试剂甲 4~8 滴，滴加斐林试剂乙 4~8 滴，充分振摇，用试管夹放置于水浴中 3~5 分钟，拿出试管高举观察，底部呈现砖红色沉淀。

（二）乙醇提取液

取药材粗粉 10 g，加乙醇 100 ml，回流提取 1 小时，滤过。滤液于蒸发皿中水浴蒸发至半，分出 1/3 做黄酮类和蒽醌类成分的检查。其余 2/3 继续水浴蒸发至干，加 10~15 ml 稀盐酸溶解，滤纸滤过，滤液做生物碱类成分的检查；不溶物（残渣）加乙酸乙酯 15 ml 溶解，置分液漏斗中，加稀 NaOH 10 ml 萃取一次，乙酸乙酯层用水洗至中性，水浴蒸干，乙醇 10 ml 溶解做香豆素类和强心苷类的检查。工艺流程见图 2–16 所示。其中 I 部位做黄酮类和蒽醌类成分的检查，II 部位做生物碱类成分的检查，III 部位做香豆素类和强心苷类的检查。

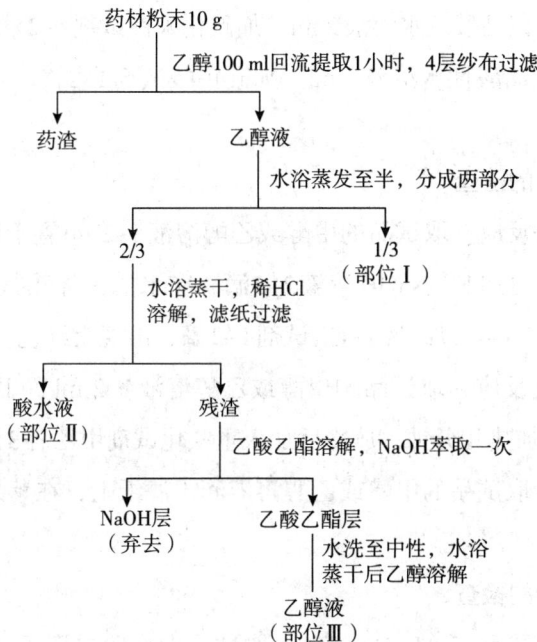

图 2–16　预试验乙醇提取工艺流程

1.黄酮类成分的检查

（1）盐酸–镁粉反应（Mg–HCl）　溶液分别置于两试管中，加入金属镁粉少许，浓盐酸 2~3 滴，观察并记录颜色变化。

（2）三氯化铝反应（AlCl₃） 取两张滤纸片，分别滴两滴芦丁的乙醇溶液，然后其中1滴加1%三氯化铝醇溶液1滴，于紫外光灯下观察荧光变化，记录现象。

（3）氨蒸气熏（NH₃） 取两张滤纸片，分别滴2滴芦丁的乙醇溶液，然后将其中1滴滴有供试液的部位倒扣在盛有氨水的瓶口，观察并记录颜色变化。

2.蒽醌类成分的检查

（1）碱液反应 取试品的乙醇溶解，加几滴NaOH后显红色，再加几滴HCl后褪色。

（2）醋酸镁反应 取滤纸片，上面滴加试品的乙醇液2滴，其中1滴上加醋酸镁试剂1滴，另外1滴为对照，用吹风机吹干，显橙红色。

（3）升华反应 用牙签挑取试品粉末少许于载玻片上，上面两侧搭两根牙签，再加一层载玻片，一并置于三脚架上，下面移动酒精灯加热，直至看到上面一层载玻片上有淡黄色结晶物出现。取下上层载玻片，翻转后加碱液变红色。

3.生物碱类成分的检查

（1）碘化铋钾 试品酸性水溶液2 ml，加碘化铋钾试剂1~2滴，产生红棕色沉淀。

（2）碘化汞钾 试品酸性水溶液2 ml，加碘化汞钾试剂1~2滴，产生类白色沉淀。

（3）硅钨酸 试品酸性水溶液2 ml，加硅钨酸试剂1~2滴，产生淡黄色或灰白色沉淀。

4.香豆素类成分的检查

（1）异羟肟酸铁反应 取试品的甲醇或乙醇溶液1~2 ml置于试管中，加入盐酸羟胺甲醇溶液2~3滴，再加1% NaOH溶液2~3滴，在水浴中加热数分钟，至反应完全，冷却，再用盐酸调pH 3~4，加1% FeCl₃试剂1~2滴，出现紫红色。

（2）重氮化试剂反应 取试品的甲醇或乙醇溶液1~2 ml置于试管中，加入5%碳酸钠溶液4滴，水浴加热几分钟，放冷后加入重氮化试剂甲乙各3滴，出现红色。

（3）荧光反应 取试品的甲醇或乙醇溶液滴于滤纸上，在紫外灯下观察呈现天蓝色荧光。

5.强心苷类成分的检查

（1）醋酐-浓硫酸反应（L-B反应） 取试品少许置白瓷板上，加入醋酐0.5 ml，沿白瓷板壁加入1滴浓硫酸，出现黄-红-紫-蓝-绿色等变化，最后褪色。

（2）3,5-二硝基苯甲酸试剂反应（Kedde反应） 取试品少许，置试管，加乙醇1 ml溶解，加稀NaOH液1~2滴，加入Kedde试剂，呈红-紫红色。

（3）三氯化铁-冰醋酸试剂反应（K-K反应） 取试品少许，置试管中，加三氯化铁-冰醋酸试剂 1 ml 溶解，沿管壁滴加浓 H_2SO_4 1 ml，界面出现棕色环，冰醋酸层（上层）呈蓝绿色。

（三）石油醚提取液

取药材粗粉 1 g，加入 10 ml 石油醚（沸程 60~90℃）放置 2~3 小时，过滤滤液检查挥发油、油脂等。还可做油斑试验。

四、实训说明与体会

（1）在做中药分离与纯化技术成分预试验前，首先应该熟悉天然药物主要结构类型的性质、检识反应，明确在天然药物提取分离的过程中，各提取液可能含的化学成分，对试验结果应综合进行判断。

（2）检识反应时，如反应液因颜色深而难以判断，可将反应液用适当溶剂稀释后再观察，或将反应液滴在滤纸片上观察。

五、实训思考

（1）中药分离与纯化技术成分预试验的意义是什么？

（2）怎样通过预试验得到的现象，综合判断实训结果？

实训十一 中药制剂定性鉴别

一、实训目的

1. **掌握** 几种常见中药制剂的提取、鉴定的基本操作；温浸、过滤等基本操作。

2. **熟悉** 化学成分检识结果的分析判断。

二、仪器与材料

1. **仪器** 乳钵、三角烧瓶、恒温水浴、烧杯、酒精灯、载玻片、蒸发皿、滴管、试管等。

2. **材料** 芦丁片、乙醇、牛黄解毒片、HCl、镁粉、$AlCl_3$、氨水、NaOH、醋酸镁、地高辛片、醋酐、浓硫酸、3，5-二硝基苯甲酸试剂、三氯化铁-冰醋酸试剂等。

三、实训内容与操作步骤

（一）提取

1. **芦丁片中黄酮类成分的提取** 取芦丁片4片，置乳钵中研细，转移入三角烧瓶中，加入乙醇20 ml，水浴温浸30分钟，放冷滤过。滤液做检识反应。芦丁片中黄酮类成分的提取流程如图2-17所示。

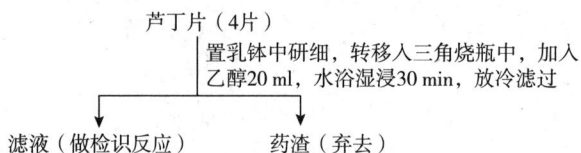

芦丁片（4片）

置乳钵中研细，转移入三角烧瓶中，加入乙醇20 ml，水浴湿浸30 min，放冷滤过

滤液（做检识反应）　　　　药渣（弃去）

图2-17 芦丁片中黄酮类成分的提取流程

2. **牛黄解毒片中羟基蒽醌类成分的提取** 取牛黄解毒片3片，去糖衣，研细，留少许做升华反应，其余粉末加乙醇20 ml，水浴温浸30分钟，放冷，滤过。滤液做检识反应。牛黄解毒片中羟基蒽醌类成分的提取流程如图2-8所示。

牛黄解毒片（3片）

去糖衣，研细，留少许粉末做生化反应。其余粉末
加乙醇20 ml，水浴温浸30 min，放冷滤过

滤液（做检识反应）　　　　　药渣（弃去）

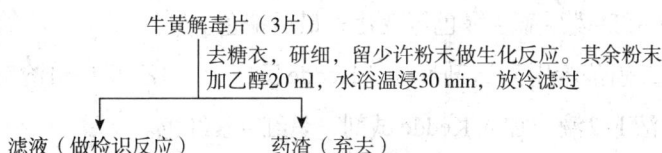

图2-18　牛黄解毒片中羟基蒽醌类成分的提取流程

3.地高辛片中强心苷类成分的提取　取地高辛片8片，置乳钵中研细，转移入三角烧瓶中，加入乙醇20 ml，水浴温浸30分钟，放冷滤过，将滤液平均分为3份，分别倒入3只蒸发皿中蒸干，进一步做检识反应。地高辛片中强心苷类成分的提取流程如图2-19所示。

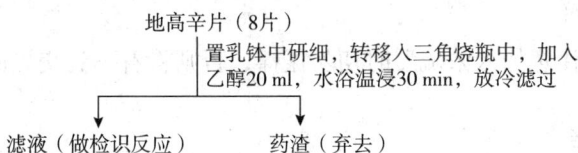

地高辛片（8片）

置乳钵中研细，转移入三角烧瓶中，加入
乙醇20 ml，水浴温浸30 min，放冷滤过

滤液（做检识反应）　　　　　药渣（弃去）

图2-19　地高辛片中强心苷类成分的提取流程

（二）鉴定

1.芦丁片中黄酮类成分的检识反应

（1）盐酸-镁粉反应（Mg-HCl）　溶液分别置于两试管中，加入金属镁粉少许，浓盐酸2~3滴，观察并记录颜色变化。

（2）三氯化铝反应（$AlCl_3$）　取两张滤纸片，分别滴两滴芦丁的乙醇溶液，然后其中1滴加1%三氯化铝醇溶液1滴，于紫外光灯下观察荧光变化，记录现象。

（3）氨蒸气熏（NH_3）　取两张滤纸片，分别滴2滴芦丁的乙醇溶液，然后将其中1滴滴有供试液的部位倒扣在盛有氨水的瓶口，观察并记录颜色变化。

2.牛黄解毒片中羟基蒽醌类成分的检识反应

（1）碱液反应　取试品的乙醇溶解，加几滴NaOH后显红色，再加几滴HCl后褪色。

（2）醋酸镁反应　取滤纸片，上面滴加试品的乙醇液2滴，其中1滴上加醋酸镁试剂1滴，另外1滴为对照，用吹风机吹干，显橙红色。

（3）升华反应　用牙签挑取试品粉末少许于载玻片上，上面两侧搭两根牙签，再加一层载玻片，一并置于三脚架上，下面移动酒精灯加热，直至看到上面一层载玻片上有淡黄色结晶物出现。取下上层载玻片，翻转后加碱液变红色。

3.地高辛片中强心苷类成分的检识反应

（1）醋酐-浓硫酸试剂反应（L-B反应）　加入醋酐0.5 ml，沿蒸发皿壁加入1滴

浓硫酸，出现黄-红-紫-蓝-绿色等变化，最后褪色。

（2）3，5-二硝基苯甲酸试剂反应（Kedde反应）　加乙醇1 ml溶解，转移入试管中，加稀NaOH液1~2滴，加入Kedde试剂，呈红-紫红色。

（3）三氯化铁-冰醋酸试剂反应（K-K反应）　加三氯化铁-冰醋酸试剂1 ml溶解，转移入试管中，沿管壁滴加浓H_2SO_4 1 ml，界面出现棕色环，冰醋酸层（上层）呈蓝绿色。

四、实训说明与体会

（1）Kedde反应注意其反应条件为碱性醇溶液。务必使地高辛片在蒸发皿中蒸干后再加乙醇进行溶解。

（2）K-K反应注意加入浓硫酸时切勿振摇，否则将看不到交界面的环。

五、实训思考

（1）在中药制剂的鉴定中过滤基本操作需要注意的事项有哪些？

（2）如何对所检查化学成分检识结果做出正确的分析判断？

| 第三部分 |

实训报告

实训一　薄层色谱法和纸色谱法的操作练习实训报告

班级_____姓名_____学号_____实训时间_____成绩_____

1.实训目的

2.叙述薄层色谱法和纸色谱法的基本原理

3.绘图表示纸色谱结果

4.实训记录

表3-1　纸色谱结果

	对照品溶液		试样溶液
	DL-α 氨基酸	L- 天冬酸	
斑点颜色			
原点至斑点中心的距离（cm）			
原点至溶剂前沿的距离（cm）			
R_f			

5.实训小结与讨论

6.实训思考

7.教师评语

教师签字＿＿＿＿＿＿＿　　　年　　月　　日

实训二　柱色谱法的操作技术实训报告

班级_____姓名_____学号_____实训时间_____成绩_____

1.实训目的

2.实训原理

3.吸附柱色谱的操作流程

4.实训小结与讨论

5.实训思考

6.教师评语

教师签字_____　　　　年　　月　　日

实训三　秦皮中七叶内酯、七叶苷的提取分离与鉴定实训报告

班级_____姓名_____学号_____实训时间_____成绩_____

1.实训目的

2.提取分离操作工艺流程

3.薄层色谱的操作流程

4.实训记录

表3-2　提取结果

提取物名称	提取物重量	提取率（%）
七叶内酯重量（g）		
七叶苷重量（g）		

表3-3　定性试验结果

样品	反应名称	现象	结果
七叶内酯			
七叶苷			

表3-4　薄层色谱结果

	对照品溶液		试样溶液	
	七叶内酯	七叶苷	七叶内酯	七叶苷
原点至斑点中心的距离（cm）				
原点至溶剂前沿的距离（cm）				
R_f				

5.实训小结与讨论

6.实训思考

7.教师评语

教师签字_____　　　年　月　日

实训四　大黄中蒽醌的提取分离与鉴定实训报告

班级_____姓名_____学号_____实训时间_____成绩_____

1.实训目的

2.大黄中大黄酸和大黄素的提取分离工艺流程

3.实训记录

表3-5　定性试验结果

样品	反应名称	现象	结果
大黄酸			
大黄素			

表3-6　记录薄层色谱结果

样品＼现象	对照品溶液大黄素	试样溶液大黄素
荧光斑点颜色		
原点至斑点中心的距离（cm）		
原点至溶剂前沿的距离（cm）		
R_f		

4. 实训小结与讨论

5. 实训思考

6. 教师评语

教师签字＿＿＿＿＿＿＿　　年　月　日

实训五　槐米中黄酮的提取分离与鉴定实训报告

班级_____姓名_____学号_____实训时间_____成绩_____

1.实训目的

2.提取精制操作工艺流程

3.芦丁水解操作工艺流程

4.实训记录

表3-7　定性试验结果

样品	反应名称	现象	结果
芦丁			

续表

样品	反应名称	现象	结果
槲皮素			
糖			

表3-8 薄层色谱结果

	对照品溶液		供试品溶液	
	芸香苷	槲皮素	芸香苷	槲皮素
荧光斑点颜色				
原点至斑点中心的距离（cm）				
原点至溶剂前沿的距离（cm）				
R_f				

5.实训小结与讨论

6.实训思考

7.教师评语

教师签字_____   年   月   日

实训六 八角茴香和丁香中挥发油的提取分离与鉴定实训报告

班级_____姓名_____学号_____实训时间_____成绩_____

1.实训目的

2.写出提取挥发油装置的安装顺序并绘出挥发油提取器装置图

3.实训记录

表3-9 提取结果

___粗粉重量（g）	挥发油提取量（ml）	提取率（%）

绘图表示单向二次展开薄层色谱结果。

4.实训小结与讨论

5.实训思考

6.教师评语

教师签字_____ 年 月 日

实训七　甘草中三萜皂苷的提取分离与鉴定实训报告

班级_____姓名_____学号_____实训时间_____成绩_____

1.实训目的

2.提取分离操作工艺流程

3.实训记录

表3-10　定性试验结果

样品	反应名称	现象	结果
甘草酸			

表3-11　薄层色谱结果

	对照品溶液	试样溶液
荧光斑点颜色		
原点至斑点中心的距离(cm)		
原点至溶剂前沿的距离(cm)		
R_f		

4.实训小结与讨论

5.实训思考

6.教师评语

教师签字_____   年   月   日

实训八　黄连中生物碱的提取分离与鉴定实训报告

班级_____姓名_____学号_____实训时间_____成绩_____

1.实训目的

2.提取分离操作工艺流程

3.纸色谱的操作流程

4.实训记录

表3-12　定性试验结果

样品	反应名称	现象	结果
小檗碱			

表3-13　纸色谱结果

	对照品溶液	供试品溶液
荧光斑点颜色		
原点至斑点中心的距离（cm）		
原点至溶剂前沿的距离（cm）		
R_f		

5.实训小结与讨论

6.实训思考

7.教师评语

教师签字_____　　　年　　月　　日

实训九 防己中生物碱的提取分离与鉴定实训报告

班级_____姓名_____学号_____实训时间_____成绩_____

1.实训目的

2.写出回流装置的安装顺序并绘出装置图

3.提取的操作流程

4.实训记录

表3-14 提取结果

防己粗粉重量（g）	总生物碱重量（g）	提取率（%）

表 3-15　定性试验结果

样品	反应名称	现象	结果
粉防己碱/防己诺林碱			

表 3-16　薄层色谱结果

	对照品溶液		供试品溶液	
	粉防己碱	防己诺林碱	粉防己碱	防己诺林碱
原点至斑点中心的距离（cm）				
原点至溶剂前沿的距离（cm）				
R_f				

5.实训小结与讨论

6.实训思考

7.教师评语

教师签字_____　　年　月　日

实训十　中药成分预试验实训报告

班级_____姓名_____学号_____实训时间_____成绩_____

1.实训目的

2.详细描述预试验的操作步骤

3.实训记录

表3-17　水提取液部分预试验结果

检查项目	试验名称	现象	结果
糖或苷	Molish反应		
	Fehling反应		

表3-18　醇提取液部分预试验的结果

检查项目	试验名称	现象	结果
黄酮	盐酸-镁粉反应		
	$AlCl_3$反应		
	氨熏试验		
蒽醌	碱液反应		
	醋酸镁反应		
	升华试验		

续表

检查项目	试验名称	现象	结果
生物碱	碘化铋钾反应		
	碘化汞钾反应		
	硅钨酸反应		
香豆素	异羟肟酸铁反应		
	重氮化试剂反应		
	荧光试验		
强心苷	醋酐-浓硫酸试剂反应		
	3，5-二硝基苯甲酸试剂反应		
	三氯化铁-冰醋酸试剂反应		

表3-19　石油醚提取液预试验结果

检查项目	试验名称	现象	结果
挥发油和油脂	油斑反应		

4.实训小结与讨论

5.实训思考与体会

6.教师评语

教师签字_____　　　年　　月　　日

实训十一　中药制剂定性鉴别实训报告

班级_____姓名_____学号_____实训时间_____成绩_____

1.实训目的

2.中药制剂定性试验的提取工艺流程

3.实训记录

表3-20　中药制剂定性试验的结果

检查项目	试验名称	现象	结果
芦丁片	盐酸-镁粉反应		
	$AlCl_3$反应		
	氨熏试验		
牛黄解毒片	碱液反应		
	醋酸镁反应		
	升华试验		
地高辛片	醋酐-浓硫酸反应		
	3，5-二硝基苯甲酸试剂反应		
	三氯化铁-冰醋酸试剂反应		

4.实训小结与讨论

5.实训思考与体会

6.教师评语

教师签字＿＿＿＿＿＿　　　　年　　月　　日

附　录

附录一　中药分离与纯化技术成分常用检出试剂配制法

一、糖与苷类检出试剂

1. 碱性酒石酸铜（Fehling）试剂　分甲液与乙液，应用时取等量混合。

甲液：结晶硫酸铜 6.23 g，加水至 100 ml。

乙液：酒石酸钾钠 34.6 g，氢氧化钠 10 g，加水至 100 ml。

2. α-萘酚（Molisch）试剂

甲液：α-萘酚 1 g，加 75% 乙醇至 10 ml。

乙液：浓硫酸。

3. 2,6 二去氧糖检出试剂

（1）三氯化铁冰醋酸（Keller-Kiliani）试剂　分甲液与乙液，应用时取等量混合。

甲液：1% 三氯化铁溶液 0.5 ml，加冰醋酸至 100 ml。

乙液：浓硫酸。

（2）占吨氢醇冰醋酸（Xanthydrol）试剂：10 mg 占吨氢醇溶于 100 ml 冰醋酸（含 1% 的盐酸中）。

试剂配制中注意事项：①水是指蒸馏水；②不指出溶剂的即为水溶液；③醇指 95% 的醇。

二、香豆素类检出试剂

1. 异羟肟酸铁试剂

甲液　新鲜配制的 1N 羟胺盐酸盐（M=69.5）的甲醇液。

乙液　1.1N 氢氧化钾（M=56.1）的甲醇液。

丙液　三氯化铁溶于 1% 盐酸中的浓度为 1% 的溶液。

应用时甲、乙、丙三液体按次序滴加，或甲、乙两液混合滴加后再加丙液。

2. 重氮化试剂　本试剂系由对硝基苯胺和亚硝酸钠在强酸下经重氮化作用而成，由于重氮盐不稳定很易分解，所以本试剂应临用时配制。

甲液　对硝基苯胺 0.35 g，溶于浓盐酸 5 ml，加水至 50 ml。

乙液　亚硝酸钠 5 g，加水至 50 ml。

应用时取甲、乙两液等量混合使用。

试验时样品应先加 3% 碳酸钠溶液加热处理，再分别滴加试剂。

三、蒽醌类检出试剂

1. 氢氧化钾试剂　10% 氢氧化钾水溶液。

2. 醋酸镁试剂　1% 醋酸镁甲醇溶液。

四、黄酮类检出试剂

1. 盐酸-镁粉试剂　浓盐酸和镁粉。

2. 三氯化铝试剂　2% 三氯化铝乙醇溶液。

五、皂苷类检出试剂

醋酐-浓硫酸（Liebermann-Burchard）试剂　分甲液与乙液，应用时取等量混合。

甲液　醋酐。

乙液　浓硫酸。

六、强心苷类检出试剂

1. 醋酐—浓硫酸（Liebermann-Burchard）试剂　同皂苷。

2. 3,5-二硝基苯甲酸（Kedde）试剂

甲液　2% 3，5-二硝基苯甲酸甲醇液。

乙液　1 N 氢氧化钾甲醇溶液。

应用前甲、乙两液等量混合。

3. 三氯化铁冰醋酸（Keller-Kiliani）试剂　同 2，6 二去氧糖检出试剂。

七、生物碱沉淀试剂

1. 碘化铋钾（Dragendorff）试剂　取碱式硝酸铋 3 g 溶于 30% 硝酸（比重 1.18）17 ml 中，在搅拌下慢慢加碘化钾浓水溶液（27 g 碘化钾溶于 20 ml 水），静置一夜，取上层清液，加蒸馏水稀释至 100 ml。

附：改良的碘化铋钾试剂。

甲液　0.85 g碱式硝酸铋溶于10 ml冰醋酸中，加水至40 ml。

乙液　8 g碘化铋钾溶于20 ml水中，加水至100 ml。

溶液甲和乙等量混合，于棕色瓶中可以保存较长时间，可作沉淀试剂用；如做层析显色剂用，则取上述混合液1 ml与醋酸2 ml，混合即得。

目前市场上碘化铋钾试剂可直接供配制：7.3 g碘化铋钾，冰醋酸10 ml，加蒸馏水至60 ml。

2.碘化汞钾（Mayer）试剂　氯化汞1.36 g和碘化钾5 g各溶于20 ml水中，混合后加水稀释至100 ml。

3.硅钨酸试剂　5 g硅钨酸溶于100 ml水中，加盐酸少量至pH 2左右。

八、氨基酸、蛋白质检出试剂

1.茚三酮试剂　0.3 g茚三酮溶于正丁醇100 ml中，加醋酸3 ml（或0.2 g茚三酮溶于100 ml乙醇或丙酮中）。

2.双缩脲（Biuret）试剂

甲液　1%硫酸铜溶液。

乙液　10%氢氧化钠液。

应用前等量混合。

附录二　常用溶剂的回收及精制方法

在实训中，常常需要应用很多的有机溶剂，这些溶剂用过以后就会混入许多有机及无机物质，并带进了很多水分，除去这些杂质和水分后，这些溶剂就又可以重新使用了，即再生溶剂，这也是贯彻增产节约的具体表现。在分析和色谱实训中对溶剂的纯度要求更高。一般重蒸的溶剂或市售工业品均不可直接应用，必须进一步精制，否则将影响实训的结果。因此，现将各种溶剂的再生和精制方法分述于下。

一、石油醚

石油醚是石油馏分之一，主要是饱和脂肪烃的混合物，极性很低，不溶于水，不能和甲醇、乙醇等溶剂无限制地混合。实训室中常用的石油馏分根据沸点不同，如附表-1中所列的数种，其再生方法大致相同。

附表-1 实验室中常用的石油馏分

化合物	轻石油醚	重石油醚	汽油 1	汽油 2
沸点（℃）	35~60	60~80	8~120	120~150
比重	0.59~0.62	0.67~0.72	0.64~0.66	0.72~0.75

再生方法　用过的石油醚，如含有少量低分子醇、丙酮或乙醚，则置分液漏斗中用水洗数次，以氯化钙脱水、重蒸，收集一定沸点范围内的部分；如含有少量三氯甲烷，在分液漏斗中先用稀碱液洗涤，再用水洗数次，氯化钙脱水后重蒸。

精制方法　工业规格的石油醚用浓硫酸，每公斤加50~100 g振摇后放置1小时，分去下层硫酸液，可以溶去不饱和烃类，根据硫酸层的颜色深浅，酌情用硫酸振摇萃取二三次。上层石油醚再用5%稀碱液洗一次，然后用水洗数次，氯化钙脱水后重蒸，如需绝对无水的，再加金属钠丝或五氯化二磷脱水干燥。

二、环乙烷

沸点81℃，性质与石油醚相似。再生时先用稀碱洗涤，再用水洗，脱水重蒸。

精制方法　将工业规格环乙烷加浓硫酸及少量硝酸钾放置数小时后，分去硫酸层，再以水洗，重蒸，如需绝对无水的，再用金属钠丝脱水干燥。

三、苯

沸点80℃，比重0.879，不溶于水，可与乙醚、三氯甲烷、丙酮等在各种比例下混溶。纯苯在54℃时固化为结晶，常利用此法纯化。

再生方法　用稀碱水和水洗涤后，氯化钙脱水重蒸。

精制方法　工业规模的苯常含有噻吩、吡啶和高沸点同系物如甲苯等，可将苯1000 ml，在室温下用浓硫酸每次80 ml振摇数次，至硫酸层呈色较浅时为止，再经水洗，氯化钙脱水重蒸，收集79~81℃馏分。对于甲苯等高沸点同系物，则用二次冷却结晶法除去。苯在54℃固化成为结晶，可以冷却到0℃，滤取结晶，杂质在液体中。

四、三氯甲烷

沸点61℃，比重1.488，不溶于水，易与乙醚、乙醇等混溶，在日光下易氧化分解

成 Cl_2、HCl、CO_2 及光气（$COCl_2$），后者有毒，故应贮在棕色瓶中。三氯甲烷在稀碱水作用下易分解产生甲酸盐，在浓碱水作用下则生成碳酸盐。

再生及精制方法　医用三氯甲烷含有1%乙醇作为安定剂，以防止它的分解，可用水洗涤，氯化钙脱水重蒸，收集61℃的馏分，贮于棕色瓶中。

五、四氯化碳

沸点77℃，比重1.589，极性很低，不溶于水；工业规格的四氯化碳中常含有2%~3%的二硫化碳。其除去方法为：取1000 ml四氯化碳加5% KOH乙醇溶液100 ml，60℃加热30分钟，冷却后，用水洗涤（氯化钙或固体）分去水层，再用少量浓硫酸振摇多次，直至硫酸不变色，最后用水洗涤，氯化钙或固体氢氧化钠脱水，加液状石蜡少许后蒸馏可得精制品。

附注：三氯甲烷和四氯化碳脱水干燥时，切忌用金属钠，否则将发生爆炸事故。

六、二硫化碳

沸点46℃，性质与四氯化碳相似。纯的二硫化碳为无色液体，味香，有毒性，市售工业规模的常含硫化氢、硫氢化碳等分解产物因而具有难闻的气味。二硫化碳久置色变黄。精制时先用金属汞振摇，再用饱和氯化汞冷溶液振摇，最后再用高锰酸钾液洗涤后蒸馏而得。

七、乙醚

沸点35℃，比重0.714，在水中的溶解度为8.11%。用过的乙醚常含有水及醇，如用水洗涤损失很大，可用饱和氯化钙水溶液洗涤，同时又可去除乙醇，再以无水氯化钙脱水干燥，重蒸即得。

乙醚久置于空气中，尤其是日光下暴露，则逐渐氧化成醛、酸及过氧化物。当过氧化物达到万分之几时，蒸馏时有发生爆炸的危险。过氧化物可以用碘化钾溶液与少量乙醚共振摇生成游离碘而检出，其除去法可用稀碱液、高锰酸钾液、亚硫酸钠液顺次洗涤，再用水洗，干燥，重蒸而得，贮存时加少量表面洁净的铁丝或铜以防止氧化。

另外，除去少量醇类可在乙醚中加少量高锰酸钾粉末和1~2块（10 g左右）氢氧化钠，放置数小时后，在氢氧化钠表面有棕色的醛缩合树脂生成，重复这一操作直至氢氧化钠表面不生棕色物为止，然后将乙醚倒入另一瓶内，加无水氯化钙脱水，重蒸而得；如需绝对无水的，再将金属钠压成钠丝加入，瓶塞打孔，附一氯化钙管，放置，为了减少蒸发，可在氯化钙管上安装一根一端拉成毛细管的玻璃管与外界相通。

八、丙酮

沸点56℃，比重0.792，与水、醇能任意混溶。

再生方法　丙酮中如含有多量的水时，可加食盐或固体碳酸钾等盐类，盐析成两层，分去下层盐水层，上层丙酮液蒸馏收集54~57℃馏分，再用无水氧化钙脱水干燥重蒸。

精制方法　一般工业用丙酮，常混有甲醇、醛和有机酸等杂质，精制时加高锰酸钾粉末回流，所加的量应使丙酮一直保持紫色，如不加热，放置3~4天也可，加热后冷却，滤去沉淀，加无水碳酸钾或氯化钙脱水干燥，蒸馏收集。如丙酮中混有少量乙醇、乙醚、三氯甲烷等溶剂，精制时加二倍量的饱和亚硫酸氢钠溶液振摇，生成亚硫酸氢钠丙酮加成体，再在其中加等量的乙醇，析出结晶，过滤收集，顺次以乙醇、乙醚洗涤，干燥；将此结晶与少量水相混合，加入10%碳酸钠或10%盐酸使加成物分解、滤液分级蒸馏，取丙酮的馏分，再加无水氯化钙或碳酸钾脱水干燥，重蒸而得。

注意：丙酮不宜用金属钠或五氧化二磷脱水。

九、乙醇

沸点78℃，比重0.79，与水能任意混溶。蒸馏时与水共沸，共沸点78.1℃，共沸溶液含水4.43%，为95%乙醇。

再生方法　先在用过的乙醇中加生石灰（氧化钙），每升加25~50 g，加热回流脱水后，分级蒸馏，收集76~81℃的馏分，含醇80%~90%。再置圆底烧瓶中，加计算量多一倍的生碳，回流5小时，再蒸馏收集76~78℃的馏分，可达98.5~99.5%。

如需绝对无水者，可用下列方法之一。

（1）99.5%乙醇1000 ml，加27.5 g苯二甲酸二乙酯和7 g金属钠，放置后蒸馏得无水乙醇。

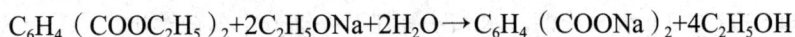

$$C_6H_4（COOC_2H_5）_2+2C_2H_5ONa+2H_2O \rightarrow C_6H_4（COONa）_2+4C_2H_5OH$$

（2）98%以上的乙醇60 ml，置于2 L的圆底烧瓶中，加入5 g金属镁，0.5 g碘，使发生反应促进镁溶解成醇镁，再加900 ml乙醇，回流加热5小时，蒸馏可得100%乙醇。

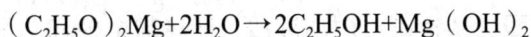

$$（C_2H_5O）_2Mg+2H_2O \rightarrow 2C_2H_5OH+Mg（OH）_2$$

如果用紫外光谱分析，要求较高，普通发酵乙醇常混有少量醛和酮，无水乙醇用苯共沸蒸馏所得者常含有苯、甲苯，均不宜用于光谱分析用。

精制方法　95%普通乙醇1000 ml，加入25 ml（NH₄）₂SO₄，在水浴上回流加热数小时以除苯及甲苯等杂质。蒸馏，初馏分50 ml及残馏分100 ml除去。主馏分中加硝酸银8 g，加热使溶解，溶解后再加入粒状氢氧化钾15 g。回流加热1小时，此时溶液从黏土色的AgOH悬浊液变为黑色的还原银粒凝集沉淀下来。此反应需20~30分钟。如果黑色沉淀生成很早，表示能被氧化的物质存在较多。蒸馏后的溶液再以少量硝酸银和氢氧化钾（1∶2，W/W）加入，重复上述操作直至没有黑色沉淀生成为止，再继续加热30分钟，蒸馏，初馏分约50 ml及残馏分约100 ml除去。主馏分收集，但有可能带入微量的碱和银离子，会促进乙醇的氧化。应重蒸馏一次，由此法制得的乙醇含水3%~6%。在206 nm处透明，200 nm处有末端吸收。

十、甲醇

沸点65℃，比重0.79，能与水、乙醇、乙醚、三氯甲烷做任何比例的混溶，不与水共沸，利用分馏法可得99.8%浓度，绝对无水的甲醇，可用镁和碘的方法制得（同乙醇项下）。甲醇有毒，对视神经有损伤，应用和操作时应注意。

精制方法　工业规模的甲醇中，主要含丙酮和甲醛杂质，可用硫酸汞酸性溶液与甲醇一起加热，使丙酮生成络合物析出，或与碘的碱性溶液共热使醛或酮氧化成碘仿，然后再分馏精制。

注意甲醇不能用生石灰脱水，因CaO能吸收20%甲醇，CaO、CH₃OH、H₂O为一平衡，完全脱水不可能。

十一、乙酸乙酯

沸点77℃，比重0.90，含水的乙酸乙酯在日光下会逐渐水解为醋酸和乙醇，精制时以5%碳酸钠（或碳酸钾）溶液、饱和氯化钙溶液分别洗去醋酸和醇再以水洗、分级蒸馏取乙酸乙酯馏分，再经无水氯化钙脱水干燥后重蒸一次，或在乙酸乙酯中加少量水，每500 g加2 g水，蒸馏，水和乙醇在第一馏分中即被蒸出。

十二、醋酸

沸点118℃，冰点16.5℃，比重1.06。纯的醋酸（99%~100%）在较低温度时结成固体，故又称冰醋酸。其精制可用冰冻法，即冷却至0~10℃醋酸结成结晶，分去液体，结晶加热复重熔化，再经冷冻一次，可得冰醋酸。醋酸中如含有乙醇和醛等杂质，可在醋酸中加2%左右的重铬酸钾（或钠）后进行分馏，若含有少量水分则加适量的醋酐后进行分馏，收集117~118℃的馏分。

十三、吡啶

沸点116℃，比重0.98，能与水、乙醇、乙醚等混溶，和水共沸，共沸点92~93℃。吡啶中的水分可加适量的固体氢氧化钠，放置，分去析出水层后，再加固体氢氧化钠至无水层分出为止，蒸馏，收集116℃馏分，为无水吡啶。

十四、二甲基甲酰胺（简称DMF）

沸点153℃，比重0.95，能与水、乙醇、乙醚等许多有机溶剂任意混溶。二甲基甲酰胺与水形成共沸混合物，故含有水分的二甲基甲酰胺，不能用分馏法除去，可加无水碳酸钾干燥后，蒸馏精制。

附录三　中药中各类化学成分的检识方法

一、糖与苷类

1. Molish反应　取试液1~2 ml，加α-萘酚试剂2~3滴，摇匀，稍倾试管沿试管壁滴加浓硫酸1 ml，勿摇，竖立试管，界面出现紫红色环，表示含糖和苷。

2. Fehling反应　取试液1~2 ml，等量加斐林试剂甲、乙各4~8滴，沸水浴加热，产生棕红或砖红色沉淀（氧化亚铜），表示含还原糖。试液与10%硫酸煮沸5~10分钟，放凉后以NaOH液中和，再加斐林试剂甲、乙各4~8滴，沸水浴加热，产生的沉淀比水解前多，表示含多糖和苷。

二、香豆素

1.荧光试验　取试品的甲醇或乙醇溶液滴于滤纸上，在紫外灯下观察呈现天蓝色荧光。

2.异羟肟酸铁试验　取试品的甲醇或乙醇溶液1~2 ml置于试管中，加入盐酸羟胺甲醇溶液2~3滴，再加1% NaOH溶液2~3滴，在水浴中加热数分钟，至反应完全，冷却，再用盐酸调pH 3~4，加1% $FeCl_3$试剂1~2滴，出现紫红色。

3.重氮化反应 取试品的甲醇或乙醇溶液1~2 ml置于试管中，加入5%碳酸钠溶液4滴，水浴加热几分钟，放冷后加入重氮化试剂甲、乙各3滴，出现红色。

三、蒽醌类

1.升华反应 用牙签挑取试品粉末少许于载玻片上，载玻片上面两侧搭两根牙签，再加一层载玻片，一并置于三脚架上，下面移动酒精灯加热，直至看到上面一层载玻片上有淡黄色结晶物出现。取下上层载玻片，翻转后加碱液变红色。

2.碱液反应 取试品的乙醇溶解，加几滴NaOH后显红色，再加几滴HCl后褪色。

3.醋酸镁反应 取滤纸片，上面滴加试品的乙醇液2滴，其中一滴上加醋酸镁试剂1滴，另外1滴为对照，用吹风机吹干，显橙红色。

四、黄酮类

1.盐酸-镁粉反应 试品的乙醇溶液置于试管中，加入金属镁粉少许，盐酸2~3滴，呈现红色。

2.三氯化铝纸片反应 取两张滤纸片，分别滴1滴试品的乙醇溶液，然后其中一滴加1%三氯化铝醇溶液1滴，呈深黄色，于紫外光灯下观察呈现黄绿色荧光。

3.氨熏试验 取两张滤纸片，分别滴1滴试品的乙醇溶液，然后将其中1张滤纸片滴有供试液的部位倒扣在盛有氨水的瓶口，呈深黄色。

五、挥发油和油脂

油斑试验：将试液滴于滤纸上，能自然挥发或加热后挥发者可能为挥发油。如果出现持久性的透明斑点，可能为油脂。

六、皂苷

1.泡沫试验 取试品的水溶液2 ml，用力振摇1分钟，如产生多量泡沫，放置10分钟后泡沫没有显著消失即表明含有皂苷成分。

另取两支试管，各加试品水溶液1 ml，一管内加5%NaOH液2 ml；另一管内加入5%盐酸液2 ml。将两试管用力振摇1分钟观察两管出现泡沫情况，如两管的泡沫高度相似，表明为三萜皂苷，如含碱液管比含酸液管的泡沫高达数倍，表明有甾体皂苷。

2.醋酐–浓硫酸反应（L–B反应） 取试品少许置白瓷板上，加入醋酐0.5 ml，沿白瓷板壁加入1滴浓硫酸，出现黄–红–紫–蓝–绿色等变化，最后褪色（三萜皂苷只能呈红或紫色，不出现绿色；甾体皂苷最后呈蓝绿色。用此法可初步区别甾体皂苷和三萜皂苷）。

七、强心苷

1.醋酐–浓硫酸反应（L–B反应） 同皂苷。

2.3，5–二硝基苯甲酸试剂反应（Kedde反应） 取试品少许，置试管中，加乙醇1 ml溶解，加稀NaOH液1~2滴，加入Kedde试剂，呈红–紫红色。

3.三氯化铁–冰醋酸试剂反应（K–K反应） 取试品少许，置试管中，加三氯化铁–冰醋酸试剂1 ml溶解，沿管壁滴加浓H_2SO_4 1 ml，界面出现棕色环，冰醋酸层（上层）呈蓝绿色。

八、生物碱

1.**碘化铋钾试剂反应** 试品酸性水溶液1 ml，加碘化铋钾试剂1~2滴，产生红棕色沉淀。

2.**碘化汞钾试剂反应** 试品酸性水溶液1 ml，加碘化汞钾试剂1~2滴，产生类白色沉淀。

3.**硅钨酸试剂反应** 试品酸性水溶液1 ml，加硅钨酸试剂1~2滴，产生淡黄色或灰白色沉淀。

附录四　常用干燥剂性能的说明

化学干燥剂可分两类：一类是与水可以生成水合物的，如硫酸、氯化钙、硫酸铜、硫酸钠、硫酸镁和氯化镁等；另一类是与水反应后生成其他化合物的，如五氧化二磷、氧化钙、金属钠、金属镁、金属钙和碳酸钙等。必须注意的是有些化学干燥剂是一种酸或与水作用后变为酸的物质，也有一些化学干燥剂是碱或与水作用后变为碱的物质，在用这些干燥剂时就应考虑到被干燥物的酸碱性质。应用中性盐类作干燥剂时，如氯化钙，它能与多种有机物形成分子复合物，也要加以考虑。因此在选择干燥剂时首先应了解干燥剂和被干燥物的化学性质是否兼容。下面介绍一些实训室常用干燥剂的性能。

1.氯化钙　对固体、液体和气体的干燥均可使用。有干燥能力的是含二分子结晶水的氯化钙 $CaCl_2 \cdot 2H_2O$，潮解吸水后成为含六分子结晶水的氯化钙 $CaCl_2 \cdot 6H_2O$，加热至30℃时成为 $CaCl_2 \cdot 4H_2O$，至200℃恢复为 $CaCl_2 \cdot 2H_2O$，如加热至800℃则水分完全失去，成为熔融的氯化钙。可以用氯化钙脱水的化合物有烃类、卤代烃类、醚类，对沸点较高的溶剂，干燥后重蒸溶剂时，应将干燥剂滤出，不可一起加热蒸馏，以免被吸去的水分在加热时再度放出。它的缺点是脱水能力不强，并且能和多种有机物生成复合物，如醇、酚、胺、氨基酸、脂肪酸等，因此不可作为醇等溶剂的脱水干燥剂。对结构不明的化合物溶液，就不宜使用氯化钙来干燥。

2.硫酸钠　无水硫酸钠可用于中性、酸性和碱性物质的脱水干燥，对有机物没有反应，可以广泛应用。吸水后成为带有十分子结晶水的硫酸钠 $Na_2SO_4 \cdot 10H_2O$，但脱水能力弱而且作用慢，不能用加热来促使脱水，因为含水的硫酸钠在33℃以上又失结晶水。对于含水量较多的醇类不宜用作脱水干燥剂，适用于醚、苯、三氯甲烷等溶剂，新买来的应加热烘干后使用。

3.硫酸镁　性质同硫酸钠，吸水效力强一些，与水生成水合物含七分子结晶水。

4.硫酸铜　制备无水醇时常加以应用，是相当弱的干燥剂。无水硫酸铜浅绿色，生成水合物质变蓝即 $CuSO_4 \cdot 5H_2O$，根据变蓝的反应说明吸水过程在进行，故可用来检验溶剂的无水程度。$CuSO_4 \cdot 5H_2O$ 加热至100℃失去四分子结晶水可以由此再生。加热温度不宜增至220~230℃，否则就生成碱性盐类失去水合的效力。

5.硫酸钙　无水硫酸钙由石膏加热至160~180℃而得，如在500~700℃灼烧所得的无水硫酸钙，几乎不能与水结合。它是强烈干燥剂之一，但吸水量不大，只能达到其全重量的6.6%，吸水后形成相当稳定的水合物 $CaSO_4 \cdot 2H_2O$。它和其他形成水合物的盐类不同，被干燥的有机液体不需要把它事先分开，可以放在一起蒸馏，如甲醇、乙醇、乙醚、丙酮、甲酸和醋酸用硫酸钙脱水可得良好的效果。

6.苛性碱　苛性钠（NaOH）和苛性钾（KOH）是碱性干燥剂，适用于干燥有机碱类，如氨气、胺类、吡啶、重氮甲烷、生物碱等。作为干燥器内的干燥剂，用来排除被干燥物质挥发出来的酸性杂质时，应用更多。苛性钾的效力较苛性钠大60倍，对于酸性物或酮、醛等均不适用。

7. 碳酸钾　无水碳酸钾的碱性比苛性碱弱，应用范围较广一些，除适用于碱性物质外，对醇类也适用。

8. 氧化钙　俗称生石灰，也是一种碱性干燥剂。实训室常用来制造无水乙醇，这是因为其来源方便，生成的氢氧化钙也不溶于乙醇。要得到绝对无水的乙醇，需要用过量很多的氧化钙，干燥 1 g 水需要 5 g 块状氧化钙（理论量是 3.11 g），干燥有机碱液体也可用之。氧化钙不适用于甲醇，因 CaO、H_2O、CH_3OH 三者间与形成的复合物成一平衡，不完全脱水，而且要吸收 20% 的甲醇。

9. 金属钠　金属钠有很强的脱水作用，广泛被应用于各种惰性有机溶剂的最后干燥，如用于乙醚、苯、甲苯、石油醚等。由于金属钠有可塑性，脱水时可将钠块周围的杂质切去，用压钠机压成条状放入置有溶剂的容器内，这样可使金属钠与液体接触的表面积大大增加，避免金属钠含有的杂质在钠块表面形成一层薄膜，妨碍进一步与水作用。必须注意对 $CHCl_3$，CCl_4 及其他含有—OH，$\diagup$C=O 等反应性强官能团的溶剂都不能用金属钠脱水，含水量多的溶剂也不能用，因为钠遇水会发生爆炸，易引起危险事故。

10. 浓硫酸　浓硫酸是一种酸性干燥剂。它对许多有机化合物的腐蚀性限制了它在干燥上的应用，因此硫酸多半应用于无机物或作为干燥器内的干燥剂。对于气体，并不是所有中性和酸性的气体对硫酸都不起作用。硫酸除了酸的作用外还有氧化作用，例如溴化氢遇到硫酸将大部分被氧化成溴。干燥器内以硫酸为干燥剂的应用很广，但是真空干燥器内应用硫酸应十分小心，因为它在 1 毫米汞柱的压力下有一部分要挥发，它的蒸气与干燥物质就能起作用。放在干燥器内的硫酸不需要纯的，在硫酸中可加 1% 硫酸钡（18 g 硫酸钡加在 1 L 硫酸内，比重 1.84）。当硫酸吸水浓度降低至 93% 时，即析出硫酸钡的针状结晶，当硫酸浓度降低至 84% 时，硫酸钡变成很细的结晶，如果我们发现有细小的硫酸钡结晶出现时，就应该更换新硫酸。

11. 五氧化二磷　五氧化二磷即磷酸酐，吸水后可生成磷酸。它的脱水反应是不可逆的，在酸性干燥剂中它的效力要算最高，可用于一般固体、气体和惰性液体的脱水。碱性物质或有羟基的化合物不宜用五氧化二磷来脱水。它的最大缺点是吸水后表面生成一层很黏的磷酸妨碍它进一步的干燥作用。必须注意五氧化二磷中常含有少量的三氧化二磷，此物大量地与热水作用将生成有毒的磷化氢。

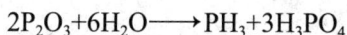

$$2P_2O_3+6H_2O \longrightarrow PH_3+3H_3PO_4$$

12.硅胶　二氧化硅与少量水（2%~10%）结合形成的胶状硅胶（$SiO_2 \cdot xH_2O$），称为硅胶，呈无色透明玻璃块状，其中有无数肉眼不可见的细孔，可通过毛细现象吸收湿气，发挥干燥能力，常用作气体干燥剂。吸水硅胶外观无变化，为了便于观察，可加入$COCl_2$盐，其干燥时呈蓝色，吸水后呈淡黄色。再生时将硅胶铺在器皿中成一薄层，放入烘箱150~180℃加热，小心勿超过200℃。